U0219958

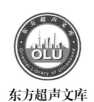

东方超声文库

名誉主编

王威琪　樊　嘉　徐智章

主　编

王文平　董　怡　段友容

原发性肝肿瘤超声造影

Contrast Enhanced Ultrasound of
Primary Hepatic Tumors

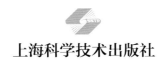

上海科学技术出版社

图书在版编目（CIP）数据

原发性肝肿瘤超声造影 / 王文平，董怡，段友容主
编. -- 上海 ：上海科学技术出版社，2022.9
（东方超声文库）
ISBN 978-7-5478-5762-5

Ⅰ．①原… Ⅱ．①王… ②董… ③段… Ⅲ．①肝脏肿
瘤－超声波诊断 Ⅳ．①R735.7

中国版本图书馆CIP数据核字(2022)第131865号

原发性肝肿瘤超声造影

名誉主编　王威琪　樊　嘉　徐智章
主　　编　王文平　董　怡　段友容

上海世纪出版（集团）有限公司
上海科学技术出版社　　出版、发行
（上海市闵行区号景路 159 弄 A 座 9F–10F）
邮政编码 201101　www.sstp.cn
上海雅昌艺术印刷有限公司印刷
开本 787 × 1092　1/16　印张 13.25
字数：300 千字
2022 年 9 月第 1 版　2022 年 9 月第 1 次印刷
ISBN 978–7–5478–5762–5/R·2530
定价：138.00 元

本书如有缺页、错装或坏损等严重质量问题，
请向承印厂联系调换

内容提要

本书结合大量视频和图片，阐述了超声造影技术在原发性肝肿瘤诊疗领域的最新应用。内容包括超声造影的历史与发展，以及各类原发性肝肿瘤的超声造影表现特点、超声造影诊断要点、超声造影诊断思维、超声造影与 CT 和 MRI 等影像学表现的对比、手术治疗中超声造影的辅助作用，同时附有作者收集的临床经典病例。

本书可为从事肝肿瘤诊断和治疗的各领域、各级超声科医师提供参考。

编者名单

名誉主编

王威琪　樊　嘉　徐智章

主　编

王文平　董　怡　段友容

副主编

曹佳颖　范培丽　王晓颖

编　者
（按姓氏拼音排序）

曹佳颖　复旦大学附属中山医院超声科

董　怡　复旦大学附属中山医院超声科

段友容　上海市肿瘤研究所

范培丽　复旦大学附属中山医院超声科

韩　红　复旦大学附属中山医院超声科

黄备建　复旦大学附属中山医院超声科

季正标　复旦大学附属中山医院超声科

陆　清　复旦大学附属中山医院超声科

毛　枫　复旦大学附属中山医院超声科

孙　颖　上海市肿瘤研究所

王文平　复旦大学附属中山医院超声科

王晓颖　复旦大学附属中山医院肝肿瘤外科

夏罕生　复旦大学附属中山医院超声科

序

近年来，超声技术的飞速发展对提高临床肝肿瘤诊疗水平起到了很大作用，其不仅提高了超声诊断肝肿瘤的准确性，而且能反映肝肿瘤内部微血管的血流动力学改变，能有效评价肝肿瘤微创治疗后血供的变化等，进一步拓展了超声诊疗技术的临床应用。

复旦大学附属中山医院拥有国内领先的（汤钊猷、樊嘉院士领导的）肝肿瘤科和影像科室，其中超声科是国内最早开展超声与超声造影临床研究和应用的单位之一。在前辈徐智章教授的带领下，自20世纪80年代末开始进行肝肿瘤超声造影的动物实验和临床应用研究，率先在国内发表了肝肿瘤超声造影的科研论文；后继者王文平教授及其团队传承经典并发扬光大，不断创新和应用新技术，经过数十年的临床研究，在肝脏疾病超声造影研究方面积累了丰富的临床实践经验和大量的影像资料，为有效诊治肝肿瘤发挥了巨大作用，曾荣获上海市科技进步奖一等奖等奖励。本人见证了复旦大学附属中山医院超声科的发展历程，也为该学科在两代人的努力下所取得的优秀成绩而感到骄傲，同时也看到目前该学科蒸蒸日上，正在不断取得进步中。

《原发性肝肿瘤超声造影》这本书正是基于此而编撰出版的。其中所收录的原始资料全部源自编者们在临床实际工作中遇到的病例，绝大部分均由手术和病理证实，是编者多年来辛勤工作的积累。同时，图像的解读和动态视频的应用，使该书更加生动而易懂。该书聚焦各类肝脏良恶性肿瘤，展示了超声造影技术的发展及其在肝肿瘤临床应用的成果，并对各种表征进行思考辨析，寻找诊疗规律，有助于肿瘤的早期诊断和早期治疗，进而延长患者的生存时间，改善患者的生活质量，这便是此书出版的最终目的，更是本书的价值所在。用书之智，不仅在书中，而且也在书外。希望此书能对同行有所启发，更望同行和读者发扬学术争鸣的精神，在该书的基础上更进一步，努力达到在临床工作中见微以知萌、见端以知末的境界。

王威琪

中国工程院院士

复旦大学首席教授

2022 年 4 月 11 日

前　言

原发性肝癌在我国是常见病、多发病，是令普罗大众闻之色变的梦魇。在临床多学科交叉融合、各种新理念飞速迭代更新的当下，超声技术的不断发展也为肝癌的早期精准诊疗提供了有效的影像学手段，是公认的肝肿瘤诊断和肝癌高危人群筛查的一线影像学技术。

肝肿瘤影像诊疗研究是复旦大学附属中山医院超声科的传统特色和学科优势，超声科在学科创始人及国际超声先驱者徐智章教授的带领下，从无到有，从弱到强，取得骄人的成绩。自20世纪50年代末开始，其在国内率先开展了A型超声、B型超声、彩色多普勒超声、多普勒超声造影和实时谐波超声造影等技术用于肝肿瘤诊断的系列研究。近十年来，复旦大学附属中山医院超声科团队传承经典并发扬光大，聚焦肝肿瘤超声造影，务实奋进、深耕细作、锐意进取，极大地提高了肝癌临床筛查及诊断的准确率。依托复旦大学附属中山医院国际一流、国内领先的肝肿瘤临床研究平台，十年磨一剑，超声科连续数年稳居超声医学专科排名华东地区榜首、全国第三/第四位，创造了复旦中山超声新的辉煌。

青衿之志履践致远，云程发轫万里可期。复旦大学附属中山医院超声科在临床实践的基础上，不断提升并总结临床超声经验，并主导了多项高质量国际多中心研究。先后参与制订世界超声与生物学联合协会（WFUMB）《肝脏超声造影临床应用指南》、中国《原发性肝癌诊疗规范》等。近十年来，团队积累了5万多例肝脏肿瘤超声和超声造影图像数据。本书精选其中的精彩病例，并通过精美图像的解读和实时动态图像的展示，使内容更加生动易懂。本书的编著秉承不求大而全、而求少而精的原则，注重实践，结合超声造影时代发展的脉络，将理论知识与临床运用紧密联系起来，用完整的影像资料诠释疾病的演变过程，让读者能从大量的病例中学习，并达到学以致用的效果。

本书在撰写过程中得到了中国工程院院士王威琪首席教授、中国科学院院士樊嘉院长和复旦大学附属中山医院终身教授徐智章前辈的热情鼓励和悉心指导，王威琪院士在百忙之中还欣然为本书作序，在此一并表示诚挚的感谢！我们也要感谢为本书辛勤耕耘的各位编者，他们在临床繁忙的工作之余，为本书的完成付出了辛勤的劳动。也要感谢复旦大学附属中山医院肝肿瘤科、超声科、影像科、病理科及上海肿瘤研究所等各位同仁为本书的撰写提供热情的指导和帮助，尤其是曹琼、张炜彬、张琪、邱艺杰、杨道辉、左丹、田晓梵、陈凯玲、陈彦玲等为本书收集资料、整理图像等做出的无私奉献。最后也要鸣谢西门子医疗超声团队为本书的出版在技术方面所给予的鼎力支持。

初心如磐，笃行致远。鉴于编者的水平有限，本书难免挂一漏万并有不妥甚至错误之处，还望各位同道批评指正。诚愿本书的正式出版能为肝肿瘤超声诊疗起到积极的推动作用，从而造福更多患者。让我们凝心聚力、砥砺前行，为超声医学人才的培养搭建更高的学术交流平台。

王文平　董　怡　段友容

2022 年 4 月 10 日

目　录

第一章
肝脏超声造影历史

---

20 世纪 90 年代以来，各类超声新技术的出现可谓层出不穷，其中对医学超声最具影响力并能进一步提升其在现代影像技术中地位者，莫过于超声造影（contrast enhanced ultrasound，CEUS）成像，CEUS 技术借助于静脉注射超声造影剂和 CEUS 谐波成像技术，能清晰地显示微细血管和组织血流灌注，增加图像的对比分辨力，大大提高超声检出病变的敏感性和特异性。这和增强 X 线断层摄影术（computerized tomography，CT）/ 磁共振成像（magnetic resonance imaging，MRI）扫描极为相似，是医学超声发展历程中新的里程碑。其研究和进展一直在两个方面同时进行：一是 CEUS 成像技术的完善，二是超声造影剂微泡的研制与开发。

一、超声造影成像技术的发展历史

（一）基波超声成像技术

基波超声成像（fundamental imaging，又称基频波成像）即常规的灰阶超声检查技术，开始于 1986 年，经肝动脉的超声造影是最早应用于肝脏临床的一种基波造影成像技术，所用的超声造影剂为 CO_2 微泡。经门静脉的超声造影是经过门静脉直接注射 CO_2 微泡而进行的基波灰阶超声造影检查。随着经周围静脉注射的微泡型超声造影剂的研发和推广，早期经周围静脉注射超声造影剂完成的超声造影检查主要包括常规灰阶超声造影、彩色多普勒超声造影、功率（能量）多普勒超声造影等基波灰阶超声造影技术。

（二）谐波超声成像技术

谐波成像（harmonic imaging）针对基波成像信噪比较低的缺点，采用快速傅里叶变换成像法，选择性接收谐波成分来进行超声成像。二次谐波成像（second harmonic imaging）技术是指利用 2 倍于基波频率的谐波成分进行成像，是最早应用于造影临床的成像方法，较基波成像有更好的图像质量。根据在超声造影的过程中，超声造影剂微泡是否被击破，又分为高机械指数谐波超声造影和低机械指数谐波超声造影。目前，临床应用的超声造影技术基本为低机械指数二次谐波灰阶超声造影。

（三）次谐波成像技术

超声造影剂微泡在超声波压缩 - 拉伸作用下不仅产生二次谐波，同时还产生 1/2 基波频率的谐波，称之为次谐波，选择性接收次谐波信号用于超声造影成像的技术，称之为次谐波超声成像（subharmonic imaging）。次谐波方法采用高频发射 - 低频接收模式，一方面取用低频成分成像能够提升穿透力，另一方面低频接收可轻松滤除组织二次谐波成分以提高造影 - 组织分辨率。近年来已成为超声造影临床的研究热点，展现出其显著优于二次谐波的成像性能。

（四）平面波成像技术

近来，平面波（planewave）技术被应用于造影成像领域。首先，平面波技术主要利用相干角度复合技术和小波变换算法，无需发射聚焦，仅在接收端进行数字波束合成，每发射一次即可获得一帧图像，显著提升成像的时间分辨率，为诊断提供更加丰富的信息。其次，平面波发射较传统聚焦发射需要更少的发射次数，可降低微泡击碎率，从而提高超声造影剂微泡的持续时间。鉴于以上两大优势，平面波超声造影成像已成为国内外超声学术界关注的热点。

（五）脉冲编码发射成像技术

众所周知，穿透力和分辨率是超声成像中难以同时兼顾的矛盾体，主要源于传统发射脉冲较小的时宽 - 带宽积，使用宽带发射提高图像分辨率的同时，势必降低脉冲作用时间，导致穿透力下降。脉冲编码发射成像技术针对超声图像难以同时兼顾分辨率和穿透力的问题，发射具有高时宽 - 带宽积的编码脉冲信号，是解决这一矛盾的有效途径。

二、超声造影剂的发展历史

1968 年，Gramiak R 和 Shah PM 观察到经导管注射靛氰蓝绿（indocyanine green）溶液可使右心室显影增强，并首先提出超声造影的概念。在这一阶段，人们主要利用通过手振生理盐水或 CO_2 发泡剂等方法制作的超声造影剂，但其微泡直径较大、均一性不佳，难以通过肺循环，只能用于右心显像。1972 年，Ziskin 研究认为该现象的机制是由于液体包裹了气体形成微泡所致，并认为造影效果取决于液体的理化性质。当时所用的超声造影剂均为游离气泡，包括 CO_2、H_2O_2、生理盐水等无成膜物质，靠液体自身包裹，因此，气泡稳定性差，经周围静脉注射仅能够产生短暂的右心显影，无法通过肺循环进入左心室而成像。如需左心显影则只能通过心导管插入管或直接注入心腔内来完成，属创伤性检查方法，其应用受到了很大的限制。因此，该超声造影剂只能用于发现心内右向左分流的病变（如先天性心脏病、肺动脉瓣和三尖瓣病变）。国内学者王新房和徐智章分别在 1978 年和 1982 年用 H_2O_2 和 CO_2 对心脏进行了超声造影研究，均经周围静脉或心导管注射后用 M 型或 B 型超声检测到右心房或房间隔异常增强的云雾状高回声。这些早期的以生理盐水、染料、胶体、乳液和含有自由气泡的液体为代表的无壳型超声造影剂，以空气或氮气为主要成分，分子量小，受动脉压力影响大，微泡里的自由气体扩散很快，不能随血流分布至全身而影响其应用。直到 1990 年美国的 Feinsteinl 采用声振法制备得到稳定的人体白蛋白微气泡，其能成功通过肺循环并可使左心显影，从而拓展了其应用。

按照制备材料和方法的不同，超声造影剂的发展大致可以分为两个阶段和相应的产品。

（一）第一代超声造影剂

第一代超声造影剂以包裹空气的人血清白蛋白微泡为代表，也包括糖类空气微泡。白蛋白微泡采用超声声振法制备，使气液交界面的部分蛋白质变性，可形成以非常薄的外壳包裹的微泡，经周围静脉注射后可通过肺循环使左心显影。

- 1990 年，美国研制成 Albunex，这是世界上第一个以白蛋白为外壳的、含空气的微泡超声造影剂，其是能通过肺循环使左心显影的商品化超声造影剂。Feinstein SB 等首先用 Albunex 进行了多中心临床安全性和有效性研究。
- 1993 年，德国 Schering 公司研制推出半乳糖超声造影剂 Echovist，其为糖类物质包裹的空气微泡。经周围静脉注射后，在循环中存活的时间很短，只能被用于发现心内分流病变。
- 1994 年，德国 Schering 公司研制推出 Levovist（利声显），这是首先被推广应用的超声造影剂。其使用了表面活性剂棕榈酸，稳定性得到大大提高。经周围静脉注射后可通过肺循环使左心腔和体循环及实质脏器显影，主要被用于肝肿瘤、冠心病室壁运动障碍、瓣膜疾病、先天性心脏病等疾病的诊断。
- Sonovist（SHU563 A）是 1997 年德国 Schering 公司研发的另一款超声造影剂，其主要成分为生物多聚体包裹的空气微泡，经静脉注射后，微泡被网状内皮系统（RES）的细胞吞噬，在体内循环 10 min，其可增强彩色多普勒信号，用于肝脏占位性疾病的诊断。

（二）第二代超声造影剂

第二代微泡超声造影剂是以全氟化碳等高分子量气体作为内容物为特征的新型微泡超声造影剂。该微泡的外膜层材料也逐步多样化，包括表面活性剂、磷脂、聚电解质、蛋白质、多糖等多种材料均可作为外膜制取超声造影剂，主要包括：

- Optison^{TM} 是 1995 年被美国 FDA 批准的第一个含氟碳气体的超声造影剂，其微泡是由白蛋白外壳包裹 C_3F_8 气体而成。临床与动物实验均显示该超声造影剂经静脉注射后可实现满意的心肌显像增强，是使用较为广泛的超声造影剂。
- PESDA^{TM} 是美国学者 Porter 实验室研究开发的超声造影剂，其主要成分为含 C_3F_8 气体微泡的声振白蛋白葡萄糖溶液，性能与 Optison^{TM} 相似。
- Definity^{TM} 是美国 DuPont-Merck 药厂开发的超声造影剂，已获得美国 FDA 批准。其超声造影剂微泡具有双层磷脂壳，内含全氟丙烷气体。Lindner 等研究表明，其经静脉注射后血流动力学参数稳定，可准确地评价心肌血流低灌注区。
- SonoVue^{TM} 是 1997 年由意大利 Bracco 公司研制的由脂质外壳包裹的超声造影剂，内含气体为 SF_6。具有良好的经周围静脉显像效果，广泛应用于肝脏、肾脏、胰腺等腹部脏器及部分浅表脏器的超声造影成像。
- BR14^{TM} 是 Bracco 公司研发的另一种新型超声造影剂，其气体成分为 CF_4。经静脉注射后心肌超声造影显像时间可持续到左心室腔内造影剂消退之后，可在负荷实验中通过单次静脉注射实现评价冠脉狭窄和存活心肌的目的。

- Imagent^{TM} 由美国 Alliance 公司生产，是近年来美国 FDA 批准的又一款新型左心超声造影剂。其主要成分为 C_6F_{14}（全氟己烷）脂质微粒及表面活性剂。经静脉注射可实现心肌及外周组织器官超声造影成像。

- EchoGen^{TM} 为 1996 年美国 Sonus 公司研制的产品，主要成分是 C_5F_{12}（十二氟戊烷），以左心显影较好，心肌显影效果佳且持久。但也有研究发现该造影剂在微循环中有融合成更大气泡的现象，存在阻塞微循环形成微气栓的风险。

- QW7437^{TM} 为美国 Sonus 公司研制产品，由全氟戊烷组成，通过一种表面负性电荷来稳定微泡，有更高的安全性与有效性。动物实验证明心肌显影效果好。

- PB127^{TM} 是 Point Biomedical 公司研发的具有双层外壳的含氮气微泡。动物及临床实验显示其能增强间歇性谐波功率多普勒成像，达到左心腔及左心室心肌良好显影，在评价室壁运动及心肌灌注成像具有重要的价值。

- AI-700^{TM} 是 Acusphere 公司研发的产品，其主要成分为高分子聚合物包裹的氟碳气体。经弹丸注射可用于二维、三维超声造影成像，能有效评估心肌坏死区范围。

- Sonazoid^{TM} 由挪威奥斯陆 Amersham Health 在 1999 年研发，其主要成分为脂质体包裹的氟碳气体微泡。微泡平均大小为 2~3 μm。由于其在枯否期可特异性地被肝巨噬细胞所摄取，是用于评价肝脏占位性病变的一个特异性的超声造影剂。

近几年发展的超声造影剂，主要是通过对微泡外壳的改建，使其表面连接针对靶组织的特异生物素或配体，从而达到应用微泡靶向诊断与治疗的作用。详细内容将在后续章节中叙述。

三、肝脏超声造影发展历史

- 1986 年，日本学者 Matsuda 等在选择性肝动脉插管时，经导管注射 CO_2 超声造影剂诊断肝肿瘤获得成功，这是肝脏超声造影首次在临床应用的报道。

- 1987 年，美国学者 Mattrey 应用过氟化物作肝脏超声造影剂，有助于检出常规超声无法显示的肝肿瘤。

- 1989 年，美国学者 Hilpert 静脉注射声振白蛋白微泡时，脉冲多普勒及彩色多普勒探测到腹主动脉及肝动脉的多普勒信号增强。

- 1990 年，美国学者 Goldberg 等首次报道在肝癌动物模型上，经外周静脉注射 0.1~4.0 mL 声振白蛋白充气微泡，可以增强肝癌病灶内部彩色多普勒信号，有助于肝癌早期诊断。随着造影剂剂量的加大，多普勒信号强度也增加。

- 1992 年，日本学者 Kudo 等报道他们在 X 线下经股动脉、肝动脉插管进行 CO_2 肝脏超声造影，肝癌增强持续时间约为 5 min。

- 1994 年，国内学者王文平、蒋天安等对鼠肝癌模型进行经肝动脉和门静脉的 CO_2 肝脏超声造影的研究。肝肿瘤显示为边界清晰的低回声增强，检出的最小的鼠肝肿瘤仅 3 mm，经肝动脉 CO_2 肝脏超声造影对提高小肝癌的检出有很大的帮助。

- 1994 年，国内学者王文平等对肝癌术后留置肝动脉导管患者进行了 CO_2 肝脏超声造影的研究，显示 CO_2 经动脉超声造影留置导管可作为发现肝癌复发和监测导管通畅与否的有效手段。

- 1995 年，国内学者徐智章、蒋天安、王文平通过经股动脉 – 肝动脉对肝癌进行 CO_2 超声造影研究，揭示了该造影技术可以提高小于 3 cm 肝癌的检出率（图 1-1）。

- 1995 年，国内学者徐智章等用 Echovist-300 超声造影剂对肝肿瘤进行了研究，显示能增强血流信号及肿瘤回声，提高等回声肝癌的检出。

- 1996 年，国内学者王文平等对将要行第二次手术的肝癌患者进行留置导管的 CO_2 肝脏超声造影的研究，发现肝癌本身由于经过治疗，血供发生了变化，故经 CO_2 增强后主要表现为斑块状增强及环状增强和低回声型，平均持续时间大于 30 min。CO_2 超声造影能提高小肝癌的检出，对肝癌疗效的判断、提高二期手术的彻底性有很大帮助。

- 1997 年，国内学者北京协和医院姜玉新等在国内首次报道经周围静脉注射 Levovist® 超声造影剂在肝肿瘤患者中的应用。结果表明：Levovist® 彩色多普勒超声造影有助于显示常规彩超不能显示的肝肿瘤内血流，对于肝脏肿瘤的诊断具有重要的临床应用价值。

- 1999 年，国内学者中国人民解放军总医院（北京 301 医院）董宝玮等在国内率先用能量

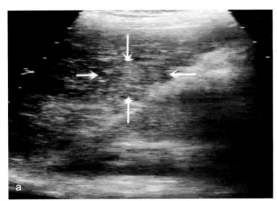
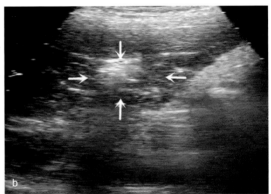
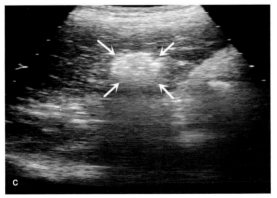

图 1-1　CO_2 超声造影在小肝癌诊断中的应用

超声造影前，常规灰阶超声显示肝右叶可见稍低回声实质团块，边界不清，形态不规则（a 箭头）。常规行 CO_2 超声造影，超声造影剂选用 5% 碳酸氢钠和 5% 维生素 C 按 2:1 比例混合产生。超声仪选用美国 ACUSON-128XP/10 彩超仪。超声造影显示，动脉期早期（8 s）CO_2 微泡进入肝右叶病灶内，出现局部高回声（b 箭头）。动脉期约 14 s 后，CO_2 微泡填充至整个病灶，呈整体高回声增强（c 箭头）。同时肝实质呈弥漫性增强，平均持续时间约 8 min。该病灶经手术及术后病理证实为 HCC，Ⅱ 级

多普勒进行肝肿瘤的谐波超声造影研究，显示该技术能显著提高肝恶性肿瘤内部能量多普勒血流的检出。

- 2000 年，国内学者王文平率先利用 Levovist® 彩色多普勒超声造影对 82 个肝肿瘤进行研究，得出超声造影能提高肝肿瘤病灶内血流及阻力指数的检出，其诊断肝肿瘤良恶性的符合率从 82% 提高到 98%，对肝癌的诊断有很大的意义（图 1-2）。

- 2001 年，国内学者王文平等率先应用 Levovist® 进行肝肿瘤高机械指数谐波灰阶超声造影研究，拓展了超声造影在肝肿瘤诊断的应用范围，开启了谐波灰阶超声造影的序幕（图 1-3）。

- 2001 年，欧洲学者 Leen 和 Solbiati 首次发表关于新型超声造影剂 SonoVue™ 在肝脏局灶性占位的诊断中的论文。其成像优势包括实时动态显像、低机械指数谐波成像和静脉团注超声造影剂等。SonoVue™ 增强的 CEUS 对检出肝细胞肝癌等肝内富血供病变和肝转移灶等肝内乏血供病变具有较高的灵敏度，其准确度可与螺旋 CT 相媲美，甚至高于 CT。

- 2002 年，欧洲学者 Leen 等发表了关于肝脏局灶性病变 CEUS 的 III 期临床研究结果。研究证实 SonoVue™ 能有效提高肿瘤内血流的显示率，显著提高肝局灶性占位性病变的诊断率。

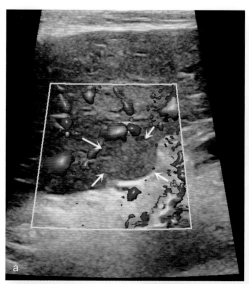
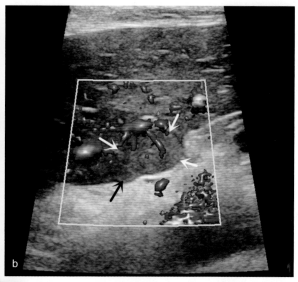
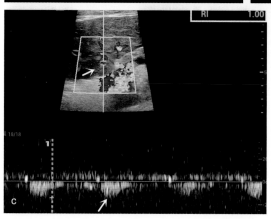

图 1-2　经周围静脉注射 Levovist® 彩色多普勒超声造影增加肝肿瘤内彩色血流显示

高频超声显示肝右叶见 15 mm × 12 mm 低回声实质团块，边界不清，彩色多普勒血流显像（color Doppler flow image，CDFI）显示病灶内未见明显彩色血流（a 箭头）。经周围静脉注射超声造影剂 Levovist® 后，CDFI 显示该病灶内可见点状及短线状彩色血流（b 箭头），并可测及高阻力指数动脉频谱（c 箭头，RI: 1.0）。该病灶经手术及术后病理证实为 HCC，II 级

- 2002 年，Dietrich 等首次报道了使用实时 3D 低机械指数下的脉冲反向成像技术进行肝脏和脾脏超声造影成像。结果显示，CEUS 能显著提高肝脏和脾脏肿瘤的检出率和诊断正确率。
- 2003 年，国内学者王文平等首先利用 SonoVue™ 进行肝肿瘤实时谐波低机械指数的灰阶超声造影的初步探索研究，结果显示该技术对不同肝肿瘤具有不同增强特征性，对提高肝癌诊断有很大帮助。
- 2004 年，新型肝脏超声造影剂 SonoVue™ 在北京协和医院、复旦大学附属中山医院等四家医院开展了国内三期临床试验。

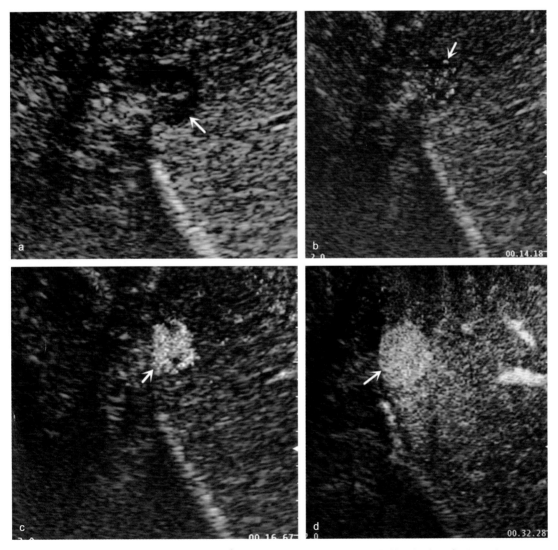

图 1-3　经周围静脉注射 Levovist® 高 MI 谐波超声造影诊断原发性肝细胞肝癌（HCC）
超声造影前常规灰阶超声显示肝右叶近下角处见大小约 18 mm 低回声实质团块，边界尚清（a 箭头）。经周围静脉注射超声造影剂 Levovist® 后，动脉期 14 s 见病灶呈星点状高回声增强（b 箭头）。注射造影剂后 16 s 见病灶大部分增强，呈欠均匀高回声增强（c 箭头）。注射造影剂后 32 s 见病灶全部增强，呈均匀高回声（d 箭头），周围肝实质回声也开始增强。该病灶经手术及术后病理证实为 HCC，Ⅱ级

- 2004 年，欧洲超声医学与生物学联合会（European Federation of Societies for Ultrasound in Medicine and Biology，EFSUMB）首次发布《超声造影指南》，推荐肝脏超声造影有助于提高肝内局灶性占位的检出率和诊断准确率，并能在肝肿瘤局部微创治疗术后，无创监测疗效。
- 2004 年，SonoVue™ 批准进入中国临床应用，同时引进了 EFSUMB《超声造影指南》，肝脏超声造影在我国逐渐被推广应用。
- 2006 年，Dietrich 等人发表了关于肝脏超声造影通过欧洲食品药品监管认证的 EMA 研究。结果证实，使用 SonoVue™ 的超声造影检测肝转移瘤的准确度（91.2%）显著高于常规超声（81.4%），并且与螺旋 CT 的准确度（89.2%）相似。
- 2008 年，EFSUMB《肝脏超声造影指南》发表了修改版，引用了我国学者的 5 篇论文文献。
- 2012 年，世界超声医学与生物学联合会（World Federation of Societies for Ultrasound in Medicine and Biology，WFUMB）发布了全球范围内的首部《肝脏超声造影指南》，3 位中国专家参与执笔撰写。
- 2012 年，中国医师协会超声医师分会正式发布了《肝脏超声造影临床应用指南（2012）》。由我国 20 多位肝脏超声专家参考国内外最新研究成果，在国际超声造影肝脏应用指南的基础上，结合我国肝脏疾病的特点，讨论和斟酌而完成。
- 2019 年，肝脏特异性超声造影剂 Sonazoid™ 在北京协和医院、复旦大学附属中山医院等国内 6 家医院开展了三期临床试验并获得通过。
- 2020 年，由 WFUMB 发布的最新版《肝脏超声造影指南》，邀请了中国 6 位专家参与执笔，为世界超声领域提供了重要的指导，中国学者的经验得到了世界的认可。

四、超声造影未来发展趋势

如今超声造影不仅进一步拓展了临床应用范围，提高了超声的诊断水平，在靶向治疗方面还具有良好的发展前景。随着造影剂研发的深入，越来越多的研究已关注微泡靶向成像或载药定向释放治疗，同时也可结合超声辐照伴随的声孔效应促进药物吸收、基因转染，也可应用超声空化协同效应促使肿瘤血管栓塞和细胞损伤等，这将为今后的肿瘤治疗开辟新的途径。

（董怡　王文平　段友容）

· 参考文献 ·

[1] Matsuda Y, Yabuuchi I. Hepatic tumors: US contrast enhancement with CO_2 microbubbles[J]. Radiology, 1986, 161:701-705.

[2] Mattrey R F, Strich G, Shelton R E, et al. Perfluorochemicals as US contrast agents for tumor imaging and hepatosplenography: preliminary clinical results[J]. Radiology, 1987, 163:339-343.

[3] Hilpert P L, Mattrey R F, Mitten R M, et al. IV injection of air-filled human albumin microspheres to enhance arterial Doppler signal: a preliminary study in rabbits[J]. AJR Am J Roentgenol, 1989, 153:613-616.

[4] Goldberg B B, Hilpert P L, Burns P N, et al. Hepatic tumors: signal enhancement at Doppler US after intravenous injection of a contrast agent[J]. Radiology, 1990;177:713-717.

[5] Kudo M, Tomita S, Tochio H, et al. Small hepatocellular carcinoma: diagnosis with US angiography with intraarterial CO_2 microbubbles[J]. Radiology, 1992, 182:155-160.

[6] Albrecht T, Blomley M, Bolondi L, et al. Guidelines for the use of contrast agents in ultrasound[J]. Ultraschall Med, 2004, 25:249-256.

[7] Claudon M, Cosgrove D, Albrecht T, et al. Guidelines and good clinical practice recommendations for contrast enhanced ultrasound (CEUS)−update 2008[J]. Ultraschall Med, 2008, 29:28-44.

[8] Claudon M, Dietrich C F, Choi B I, et al. Guidelines and good clinical practice recommendations for contrast enhanced ultrasound (CEUS) in the liver−update 2012: a WFUMB-EFSUMB initiative in cooperation with representatives of AFSUMB, AIUM, ASUM, FLAUS and ICUS[J]. Ultraschall Med, 2013, 34:11-29.

[9] Dietrich C F, Nolsoe C P, Barr R G, et al. Guidelines and good clinical practice recommendations for Contrast Enhanced Ultrasound (CEUS) in the liver-update 2020-WFUMB in cooperation with EFSUMB, AFSUMB, AIUM, and FLAUS[J]. Ultraschall Med, 2020, 41:562-585.

[10] Solbiati L, Tonolini M, Cova L, et al. The role of contrast-enhanced ultrasound in the detection of focal liver lesions[J]. Eur Radiol, 2001, 11(Suppl. 3): E15-E26.

[11] Leen E, Angerson W J, Yarmenitis S, et al. Multi-centre clinical study evaluating the efficacy of SonoVue (BR1), a new ultrasound contrast agent in Doppler investigation of focal hepatic lesions[J]. Eur J Radiol, 2002, 41(3): 200-206.

[12] Dietrich C F. 3D real time contrast enhanced ultrasonography, a new technique[J]. Rofo, 2002, 174(2): 160-163.

[13] Dietrich C F, Kratzer W, Strobe D, et al. Assessment of metastatic liver disease in patients with primary extrahepatic tumors by contrast-enhanced sonography versus CT and MRI[J]. World J Gastroenterol, 2006, 12(11): 1699-1705.

[14] 王文平, 徐智章, 刘利民, 等. CO_2 肝动脉超声造影在肝癌动物模型中的研究 [J]. 肝脏病杂志, 1994(03):150-152.

[15] 王文平, 徐智章, 樊嘉, 等. 经门静脉 CO_2 超声造影在留置导管肝癌中的初步应用 [J]. 中华超声影像学杂志, 1996(02):49-51.

[16] 姜玉新, 戴晴, 张缙熙, 等. 经周围静脉注射 Levovist 彩色多普勒超声造影诊断肝肿瘤的研究 [J]. 中国超声医学杂志, 1997(12):10-12.

[17] 王文平, 齐青, 季正标, 等. 经周围静脉超声造影在肝内占位病变中的初步应用 [J]. 上海医学, 2000(09):522-524.

第二章
肝肿瘤超声造影方法及临床诊断思路

一、肝肿瘤超声造影方法

随着超声仪器性能的改进和新型超声造影剂的出现，超声造影（CEUS）能有效地提高心肌、肝、肾等实质性器官的灰阶超声成像分辨率，增强彩色血流信号的敏感性，实时动态反映组织的微循环血流灌注，已成为超声诊断和治疗过程中一个重要的成像方法。有研究表明，CEUS 在肝肿瘤的诊断方面优于常规超声和断层 CT 扫描，尤其在检测 1 cm 以下的亚厘米肝内病灶方面，且可作为 MRI 检查的一种具有成本效益的替代方案。与 CT 和 MRI 相比，CEUS 的优势在于安全性好、实时性佳、过敏反应极少、检查便捷、可短期内反复多次运用等。

经周围静脉注射超声造影剂后，CEUS 可实时动态显示肝脏内超声造影剂的增强和消退情况。肝脏具有特殊的双重血液供应，即肝动脉和门静脉（在非肝硬化条件下分别占肝血流量的25%~30% 和 70%~75%）。肝脏超声造影相应地具有三个不同的时相：动脉期、门脉期和延迟期，见图 2-1 所示。以 Sonazoid™ 为代表的单核吞噬细胞特异性超声造影剂，在肝脏造影中具有独特枯否期，显影时间超长。其可被枯否细胞所吞噬，除了具备其他超声造影剂也具有的由动脉期、门脉期和延迟期构成的血管相成像外，还有长达 2 h 的枯否期成像。其对肝癌的诊断

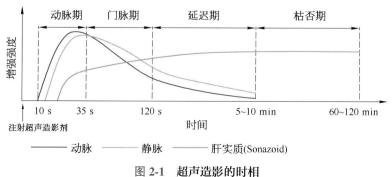

图 2-1　超声造影的时相

价值比传统增强 CT 更高，特别是在检测 1 cm 或更小的复发性肝癌病变方面。总体的敏感性和准确性等诊断参数均高于增强 CT。

（一）肝脏 CEUS 的适应证

- 用于诊断和鉴别诊断常规超声检出的肝内结节的性质。
- 对于 CT 或 MRI 不能确诊的肝内局限性占位，超声造影可作为影像学检查的有效补充。
- 常规超声无法显示的隐匿性肝占位，可在 CEUS 引导下进行穿刺活检。
- 超声引导肝肿瘤局部热消融治疗时，在常规超声上显示不清晰或未显示的隐匿性病灶，推荐使用 CEUS 引导消融。在消融治疗后的随访中，推荐 CEUS 作为首选影像学检查方法，识别残留或复发的肝肿瘤。
- 对于常规灰阶超声显示隐匿性或微小的肝内病灶，CEUS-CT/MRI 图像融合实时导航技术有助于术前准确定位及明确诊断，使这些困难部位的肿瘤的微创治疗成为可能。
- 动态超声造影定量分析技术可用于定量评估肝恶性肿瘤患者局部治疗或靶向治疗的疗效。

（二）肝脏 CEUS 技术

目前肝脏超声造影主要采用超声造影谐波成像技术。除此之外，还有间歇式超声成像、能量对比谐波成像、反脉冲谐波成像、受激声波发射成像、低机械指数成像、造影剂爆破成像等方法。无论采用何种方法，CEUS 的仪器必须具有足够的带宽与高动态范围，并能够提供 CEUS 所需参数或功能，包括：造影计时器、机械指数（mechanical index，MI）、声强，以及实时动态的存储功能等。

- 超声造影剂爆破成像法：使用以 Levovist™ 为代表的第一代超声造影剂时，为了观察造影剂在肝脏中的分布及强度等信息，通常采用爆破微气泡的方式，使用手动触发进行爆破对比谐波成像，获取造影剂对肿瘤灌注的时相图像。
- 低机械指数成像：使用以 SonoVue™ 或 Sonazoid™ 为代表的第二代超声造影剂时，CEUS 检查采用低机械指数成像（MI<0.15）。采用这种低于微气泡被击破时的能量的超声波进行的 CEUS 称为低机械指数造影，可以实现实时动态观察造影增强的微循环血流灌注。

（三）肝脏 CEUS 成像技巧

1. 经周围静脉注射超声造影剂

- 常规采用左前臂肘浅静脉进行团注。若患者有静脉输液留置针时，亦可采用此通道进行造影剂的团注。
- 注射应选用 ≥ 0.9 mm（20 G）的内径针具或静脉通路，以避免微泡破裂。
- 团注超声造影剂后，应尾随注入 5~10 mL 生理盐水进行冲管，冲洗速度约为 2 mL/s。
- 在注射超声造影剂的同时，按下"计时"按键开始计时。

2. 肝脏 CEUS 推荐成像参数与设置

- 推荐采用双幅成像模式（灰阶模式 +CEUS 模式）进行观察。
- 建议在没有冻结、标记、测量和记录静止图像的中断和干扰的情况下实时观察 CEUS 检查，并以动态形式进行存储。

- 超声造影剂通常在注射后 10~20 s 到达肝脏，具体取决于检查的区域、患者的体型和患者的心血管功能。

- 探头选择：建议使用具有特定 CEUS 优化设置的探头。对于肝脏成像，大多数情况下首选低频腹部探头，在观察浅表、微小病变时可选用具有较高浅表分辨率的线性探头。此时，需增加超声造影剂的注射剂量。

- 深度：通常在低 MI 的 CEUS 条件下，成像深度可达 12~15 cm。对于体型较大患者或在病灶较深的情况下，可降低成像频率以增加穿透深度，也可采用"Penetration"造影成像模式，增加深部的空间分辨率。

- 焦点：肝脏超声造影时，焦点应该设置在目标病变的更深处。

- 增益：肝脏 CEUS 时，可通过分别调节双幅成像的增益，优化灰阶及造影的成像。

- 动态范围：超声造影时，动态范围是要显示的信号强度范围。设置较小的动态范围将有助于增加超声造影的视觉对比度，使病灶和周围组织的差异更明显。

- 帧频：增加帧频会增加超声造影剂微气泡的破坏，肝脏超声造影时，建议使用 10 Hz 的帧频。

（四）CEUS 前的准备工作

- 进行肝脏 CEUS 检查前，需详细询问患者的临床病史、实验室和其他影像学检查结果等。

- 进行肝脏 CEUS 检查前，通过进行常规超声来识别肝囊肿和肝内钙化灶，以免在延迟期被误诊为局部增强减退的恶性病灶。

- 确定肝内目标病灶后，灵活地确定患者的最佳体位及最佳扫描切面，以尽量减少呼吸的影响。嘱患者屏气或平静呼吸以配合检查。

- 确定超声造影剂的注射剂量：根据采用的超声设备及超声探头，结合患者的体型、是否有脂肪肝、病灶的大小及深度等影响因素，灵活合理地选择最佳的超声造影剂注射剂量。一般采用腹部探头时，超声造影剂剂量在 1.0~2.0 mL 范围内，而采用高频探头进行超声造影时，需增加至 2.4~4.8 mL。

二、肝肿瘤超声造影的临床诊断思路

综合国内外肝脏 CEUS 应用指南及临床经验，我们概括了肝肿瘤 CEUS 诊断思路，如下所示（图 2-2）。

- 肝脏 CEUS 显著提高了肝肿瘤术前诊断和鉴别诊断的准确性，但临床实际应用中可能出现"同病异像、异病同像"的现象。因此除了客观分析超声造影图像增强－消退的表现，还需结合患者其他临床资料，如病史、症状和体征、实验室检查结果或其他影像学表现，综合分析才能做出合理的超声诊断。

- 对于不同的肝背景，如肝硬化或非肝硬化背景下、正常肝或脂肪肝背景下，肝肿瘤的CEUS 诊断思路不同，其 CEUS 判断的标准也不同。

- 肝硬化背景下肝占位性病变的诊断，除了以现有 WFUMB 指南为诊断指标外，还可参考 ACRCEUS LI-RADS 指标，结合肝内实质占位的大小及动态随访的变化，实现客观分级诊断。

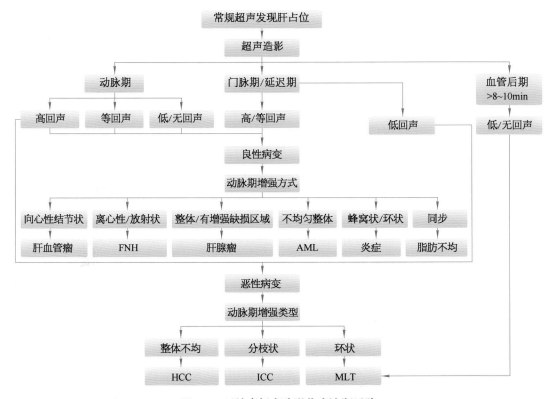

图 2-2　肝肿瘤超声造影临床诊断思路

（曹佳颖　范培丽　董怡）

参考文献

[1]　Claudon M, Cosgrove D, Albrecht T, et al. Guidelines and good clinical practice recommendations for contrast enhanced ultrasound (CEUS)-update 2008[J]. Ultraschall Med, 2008, 29(1): 28-44.

[2]　Claudon M, Dietrich C F, Choi B I, et al. Guidelines and good clinical practice recommendations for contrast enhanced ultrasound (CEUS) in the liver-update 2012 a WFUMB-EFSUMB initiative in cooperation with representatives of AFSUMB, AIUM, ASUM, FLAUS and ICUS[J]. Ultrasound Med Biol, 2013, 39(2): 187-210.

[3]　Dietrich C F, Nolsøe C P, Barr R G, et al. Guidelines and good clinical practice recommendations for contrast-enhanced ultrasound (CEUS) in the liver-update 2020 WFUMB in Cooperation with EFSUMB, AFSUMB, AIUM, and FLAUS[J]. Ultrasound Med Biol, 2020, 46(10): 2579-2604.

[4]　Albrecht T, Blomley M, Bolondi L, et al. Guidelines for the use of contrast agents in ultrasound[J]. Ultraschall Med, 2004, 25(4): 249-256.

[5]　陈敏华, 严昆, 戴莹, 等. 肝超声造影应用指南 (中国)(2012 年修改版)[J]. 中华超声影像学杂志, 2013, 22(8): 696-722.

[6]　中华人民共和国国家卫生健康委员会医政医管局. 原发性肝癌诊疗规范 (2019 年版)[J]. 临床肝胆病杂志, 2020, 36(2): 277-292.

[7]　Heimbach J K, Kulik L M, Finn R S, et al. AASLD guidelines for the treatment of hepatocellular carcinoma[J]. Hepatology, 2018, 67(1): 358-380.

[8]　Galle P R, Forner A, Llovet J M, et al. EASL clinical practice guidelines: Management of hepatocellular carcinoma[J]. J Hepatol, 2018, 69(1): 182-236.

[9]　Zhou J, Sun H C, Wang Z, et al. Guidelines for diagnosis and treatment of primary liver cancer in China (2017 Edition)[J]. Liver Cancer, 2018, 7(3): 235-260.

[10]　Omata M, Cheng A, Kokudo N, et al. Asia-Pacific clinical practice guidelines on the management of hepatocellular carcinoma: A 2017 update[J]. Hepatol Int, 2017, 11(4): 317-370.

第三章
常见原发性肝恶性肿瘤的超声造影表现

第一节 · 肝细胞肝癌

一、概述

- 肝细胞肝癌（hepatocellular carcinoma，HCC）是原发性肝癌中最常见的病理类型，同时也是世界范围内发病率和死亡率均较高的恶性肿瘤。
- HCC 预后较差，5 年生存率只有 18%，据估计，到 2030 年，大约会有 100 万人死于 HCC。
- HCC 主要继发于各种慢性肝脏疾病，如肝炎后肝硬化、非酒精性脂肪肝、酒精性肝硬化等。
- HCC 的发展是一个多阶段演变过程，包括再生结节（regenerative nodules，RN）、异型增生结节（dysplastic nodules，DN）、高分化 HCC、中分化 HCC 及低分化 HCC。

二、肝脏超声造影临床适应证

- 常规超声发现的，无论是肝硬化或非肝硬化背景下的肝脏局灶性病变，均需要进行 CEUS 检查来明确该病灶的性质。
- CEUS 可用于鉴别不适合穿刺活检的肝脏局灶性占位性病变，特别是那些在 CT 或 MRI 检查后仍无法确诊的病变。
- 对于多发性的肝脏局灶性占位性病变，CEUS 有助于在穿刺活检前选择一个或者多个适合穿刺的结节。
- CEUS 可以用来随访组织学或细胞学诊断结果尚不确定的病灶。
- CEUS 可用来长期随访潜在恶性的癌前期病变，动态随访其变化过程。
- 基于 CEUS 是否有增强，有助于鉴别 HCC 患者是否伴有肝静脉或门静脉内的癌栓或血栓。

- CEUS-MRI/CT 图像融合导航有助于微小隐匿性、困难部位 HCC 病灶消融术前定位及术中导航。
- CEUS 有助于动态、定量评估 HCC 消融治疗或化疗疗效。

三、肝细胞肝癌超声造影表现

- 肝硬化背景下，超过 95% 的肝脏局灶性占位性病变是 HCC。
- HCC 典型的超声造影表现包括：动脉早期整体高增强，门脉期和（或）延迟期早期轻度消退，具体病例见图 3-1~ 图 3-5。对于某些复发性的 HCC 病灶，通常直到延迟期晚期（3 min 以后）才会出现轻度消退（图 3-6）。
- 高分化 HCC 在延迟期可能不会出现明显消退（图 3-7）。根据最新的 CEUS LI-RADS 标准，在肝硬化背景下，如果肝内结节大于 2 cm，即使只有动脉期高回声增强，也可诊断为 HCC。
- 在肝脏 CEUS 中，肝内病灶如果注射超声造影剂 3 min 后还未出现消退，则需要观察病灶 4~6 min 后的造影表现。
- 出现以下情况时，可以考虑再次注射超声造影剂：病灶因位置隐匿或较小而未观察到动脉期高回声增强；患者呼吸配合欠佳导致成像质量较差；门脉期或延迟期消退不明显的病灶等。

四、肝脏造影报告与数据存储系统

- 肝硬化背景下，准确诊断肝内局灶性病变的良恶性，是最具挑战性的影像学诊断难题之一。
- 基于肝脏 CEUS 和肝脏造影报告与数据存储系统（liver imaging reporting and data system，LI-RADS）的建立和推广，有助于推动未来超声造影在肝癌高危患者中的广泛应用。
- CEUS LI-RADS 是一种针对 HCC 诊断的分级系统（表 3-1），有助于提高肝癌高危患者的肝脏 CEUS 影像学报告的通用性和诊断效能。
- CEUS LI-RADS 分级可以提高 CEUS 诊断肝癌高危患者中的应用价值，并有助于提供 CT 和 MRI 不能发现的额外的影像学信息。
- CEUS LI-RADS 分级共包括 5 类：LR-1（肯定良性）；LR-2（可能良性）；LR-3（可能恶性）；LR-4（可能 HCC）（图 3-10）；LR-5（肯定 HCC）。
- CEUS LI-RADS 分级还包括 LR-NC（由于图像质量欠佳不能分级）、LR-TIV（肝内病灶合并静脉内栓子）及 LR-M（疑似为肝内转移性恶性病灶）。
- 若超声造影提示病灶为 LR-TIV（图 3-11），该病灶需要短期随访超声造影、结合其他影像学检查，或进行穿刺活检后才能确诊。
- 鉴别门脉内是否存在癌栓或血栓，有助于优化后续肝癌的临床治疗策略。CEUS 动脉期门静脉内血栓不会出现明显增强，但是癌栓则会出现动脉期不均匀高回声增强，门脉期及延迟期出现消退。
- 除了典型的 CEUS 表现，肝脏 CEUS LI-RADS 的一些间接征象（ancillary feature，AF）

也有助于 HCC 的诊断。包括短期随访中"病灶进行性变大"、超声造影时病灶内部出现"结中结"（图 3-12）或"马赛克"现象（图 3-13，图 3-14）。如果肝内病灶出现以上征象，则可以直接将该病灶纳入 CEUS LR-4 类的级别。

- CEUS LI-RADS 诊断肝硬化背景下 ≤ 2 cm 的肝细胞肝癌的特异性为 87%，敏感性为 100%（图 3-15）。

表 3-1　超声造影 LI-RADS 诊断标准

分类	标准
LR-1	单纯囊肿，典型血管瘤，局灶性脂肪分布不均，局灶性脂肪缺失
LR-2	病灶大小 <10 mm，无动脉期高增强，无消退，无其他增强改变，或 LI-RADS 3 级病灶 ≥ 2 年无变化
LR-3	病灶大小 ≥ 10 mm，无动脉期高增强，无消退，无其他增强改变 病灶大小 <10 mm，有动脉期高增强，无消退 病灶大小 <20 mm，无动脉期高增强，有消退（≥ 60 s）
LR-4	病灶大小 <10 mm，动脉期高增强，有消退 病灶大小 ≥ 10 mm，动脉期高增强，无消退 病灶大小 ≥ 20 mm，无动脉期高增强，有消退（≥ 60 s）
LR-5	病灶大小 ≥ 10 mm，动脉期高增强，有消退
LR-M	任何大小病灶 60 s 内出现消退或 2 min 内出现明显消退，或病灶出现环状强化并伴有消退
LR-NC	由于图像质量欠佳或遗漏而不能分类
LR-TIV	门静脉或（和）肝静脉发现病灶

注：LR-1：明确的良性病灶；LR-2：可能良性的病灶；LR-3：可能的恶性病灶；LR-4：可能的 HCC；LR-5：明确的 HCC；LR-NC：由于成像欠佳不能分类；LR-TIV：静脉内病灶；LR-M：可能或明确的恶性病灶，但不一定为 HCC。

五、CEUS 动态监测 HCC 微创治疗或放化疗疗效

（一）消融治疗

- 在肝脏的消融治疗过程中，CEUS 的主要应用包括：评估病灶是否适合消融治疗、消融术中实时引导、术后即时疗效随访。CEUS 可以在消融后立即检测病灶血供情况，评估消融治疗后病灶是否有残留，并对残留病灶进行治疗，提高消融治疗效果。
- 消融治疗后病灶周围形成充血形成的炎症反应带，CEUS 表现主要为环状高增强，可持续至术后 2~3 周。与治疗前病灶的超声造影表现对比，可以区分反应性充血带与残留病灶。
- CEUS 对肝肿瘤消融后残留病灶或复发灶的检出具有较高的敏感性和准确性。残留病灶主要表现为类似 HCC 的动脉期高增强及延迟期消退改变。
- 在 HCC 消融治疗后的长期随访中，CEUS 有助于检测肝内复发灶。疑似病灶只要表现为动脉期高回声增强，无论有或无延迟期消退，都应该高度怀疑为 HCC 复发灶。

（二）肝动脉化疗栓塞术

- 部分 HCC 患者确诊时，已属于中晚期，无法进行手术切除治疗。对于这些中晚期 HCC 患者，经动脉化疗栓塞（transcatheter arterial chemoembolization，TACE）是目前使用最广泛的一线姑息治疗方法。

- 首次 TACE 治疗后，准确评估 HCC 病灶治疗后疗效，对制订长期有效治疗方案具有重要作用。

- 目前，血清学肿瘤标志物 AFP 和基于 CT/MRI 影像的实体瘤的疗效评价标准（response evaluation criteria in cancer of the liver criteria，RECIST）是评估 HCC 病灶 TACE 治疗后疗效的主要方法。

- CEUS 在评估 TACE 术后治疗疗效方面具有显著优势。它可以在 TACE 治疗后早期评估治疗反应（术后 1 天）。CEUS 也可以精准、定量评估残留病灶的微循环血流灌注改变。

- 在评估 HCC 病灶 TACE 治疗后疗效时，CEUS 可以在短期内反复多次注射超声造影剂以随访观察。

（三）靶向治疗

- 2006 年，索拉菲尼被批准用来治疗晚期 HCC 患者。索拉菲尼是一种多重激酶抑制剂，主要抑制由血管内皮生长因子受体 2（VEGFR2）和血小板来源生长因子受体（PDGFR）介导的血管生成活动，是晚期肝癌患者的一线靶向治疗方法。

- 基于 CT/MRI 的 RECIST 标准，着重于通过病灶的大小或内部坏死区的大小来评估疗效，无法敏感反映肿瘤的治疗后早期微循环血流灌注的改变。

- 肝脏 CEUS 能在靶向治疗后早期随访、敏感评估 HCC 内微循环血流灌注的改变。具有检查便捷、重复性好、无放射性、无副作用等优势，患者接受度广。

- 基于超声造影的时间－强度拟合曲线和动态超声造影定量参数，可以定量敏感地评价肿瘤抗血管生成治疗的疗效。在所有的定量参数中，造影剂达峰时间（time to peak，TTP）可能是评价索拉菲尼早期治疗反应的敏感参数。

- 近年来，实时三维超声造影（3D-CEUS）已被成功地用于准确、清晰地评估肿瘤治疗前后微循环血流灌注。基于 3D-CEUS 的定量参数与 HCC 靶向治疗后的疗效存在一定的相关性。

六、肝脏 CEUS 的优势与局限性

（一）有助于提高 HCC 病灶的检出率

- 超声是目前临床应用最广泛且性价比较高的影像学检查方法，可以用来诊断 HCC。包括欧洲肝脏研究协会及美国肝脏疾病研究协会在内的众多国际性肝脏组织均推荐超声是诊断肝肿瘤的一线影像学手段。超声结合甲胎蛋白（α-fetoprotein，AFP）是目前检测 HCC 的标准方案。随着超声造影的出现，超声检查的误诊率及漏诊率显著降低。

- 由于超声检查不能完整地扫查全肝，因此 CEUS 检查不推荐作为 HCC 的常规筛查方法。

虽然 CEUS 不能提高早期 HCC 的检出率，但可以明显降低诊断的假阳性率。新型超声造影剂 Sonazoid™ 由于能被肝脏内的特异性巨噬细胞——枯否（Kupffer）细胞吞噬，是一种肝脏特异性显像的造影剂。由于 HCC 病灶内不存在或仅有很少的枯否细胞，因此在 CEUS 血管后期出现病灶呈低回声是诊断 HCC 高度敏感的 CEUS 影像学特征（图 3-8、3-9）。常规超声检查发现可疑肝内病灶时，CEUS 可对该病灶进行再次确认，并对一个或多个疑似的肝内结节进行鉴别诊断。另外，CEUS 延迟期全肝扫查有助于发现更多的HCC 病变。

（二）独特优势

- 增强 CT/MRI 对于显示肝内病灶门静脉或延迟期的消退表现较为敏感，但有时不能显示病灶动脉期早期特异性的增强表现（表 3-2）。
- 增强 CT/MRI 可以显示部分病灶动脉期的高密度／信号，但有时不能明确显示病灶的消退过程。
- 肝脏 CEUS 具有实时性和连续性，可在注射超声造影剂 5 分钟内，对病灶内造影剂的增强及消退过程进行动态实时评估。

（三）局限性

- 有些影响常规超声显示的常见干扰因素，同样会影响肝脏 CEUS 中病灶的显示。例如：如果病灶位置较高，靠近膈顶，容易被肺气所遮挡；病灶位置较深、肥胖患者或严重脂肪肝患者、腹腔大量胀气干扰时，即使在 CEUS 中，病灶往往也显示不清或不能显示。
- 病灶距离体表超过 10 cm，声束穿过皮下组织或肝脏脂肪组织时，因过度衰减而显示不清。
- 部分患者肝脏右侧膈顶部的病灶，因受肺气遮挡，或缺乏合适的透声窗而显示不清。
- 肝内病灶较小（<1 cm），尤其是肝硬化背景下的小病灶。
- 患者配合欠佳。

表 3-2　CEUS 与 CT/MRI 的优势比较

CEUS	CT/MRI
实时动态成像	静态成像
纯血池造影剂	细胞外造影剂
无异常灌注	可出现异常灌注
超声造影剂可以反复多次注射	只能注射一次造影剂
无运动伪影	MRI 容易出现运动伪影
操作者依赖性及高技术性	操作者依赖性少
由于扫描困难，可能有盲区	常规全肝显影

病例分享

超声造影呈"动脉期高回声增强，门脉期减退"的 HCC（有肝硬化背景）

常规灰阶超声显示肝右叶见 2.2 cm×1.8 cm 等回声团块，边界不清（图 3-1a，测量标尺），彩色多普勒血流显像（color Doppler flow image，CDFI）显示病灶内点状彩色血流（图 3-1b）。脉冲多普勒（pulse wave Doppler，PW）测及病灶内动脉时间流速曲线，RI 0.62（图 3-1c）。超声弹性成像显示，病灶内部硬度不均匀，病灶硬度高于周围肝实质（图 3-1d 箭头，蓝－绿－黄－红：硬度递增）。注射超声造影剂 Sonazoid™ 后，动脉期病灶呈整体高回声增强，可见滋养动脉（17 s、18 s、21 s、26 s，图 3-1e~h；视频 3-1，三角箭头），门脉期病灶回声减退（36 s，图 3-1i），延迟期病灶减退呈低回声（152 s、300 s，图 3-1j、k）。病理证实为 HCC，Ⅱ级。

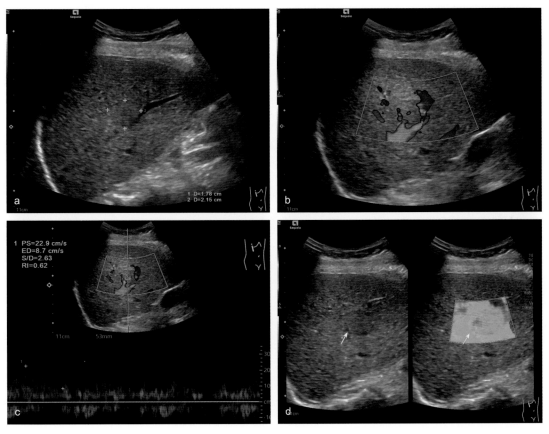

图 3-1　病例 1

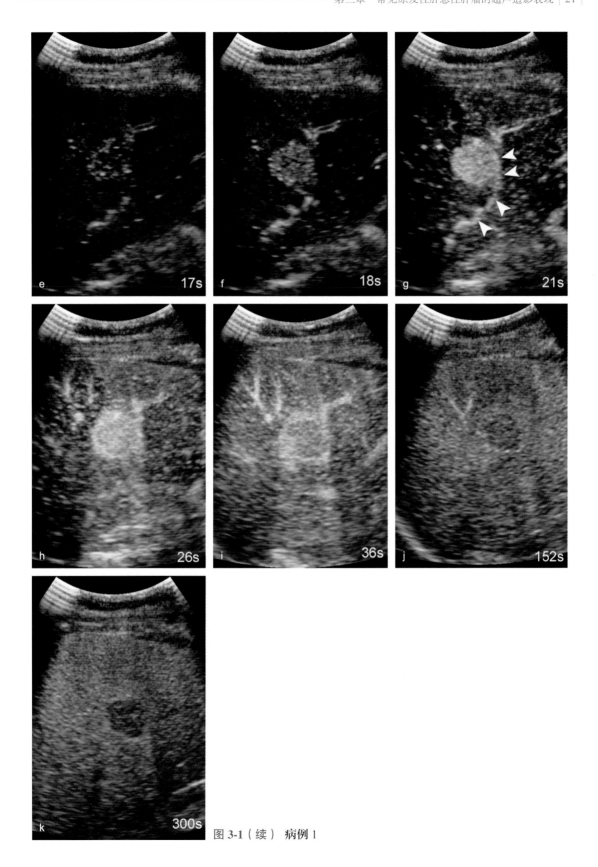

图 3-1（续） 病例 1

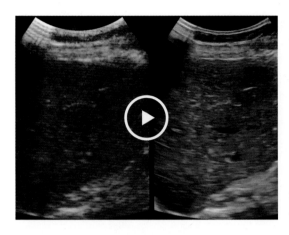

视频 3-1

注射超声造影剂 Sonazoid™ 后，动脉期病灶呈整体高回声增强，可见滋养动脉

病例 ❷

超声造影呈"动脉期高回声增强，门脉期减退"的 HCC（有肝硬化背景）

　　常规灰阶超声显示肝硬化背景下，肝右叶见 2.5 cm × 2.7 cm 稍高回声团块，边界欠清（图 3-2a，测量标尺），CDFI 病灶未见明显彩色血流（图 3-2b 箭头）。注射超声造影剂 Sonazoid™ 后，动脉期病灶呈高回声不均匀增强（16 s、23 s、25 s、28 s，图 3-2c~f 箭头），门脉期及延迟期病灶减退呈低回声（60 s、135 s，图 3-2g、h 箭头）。

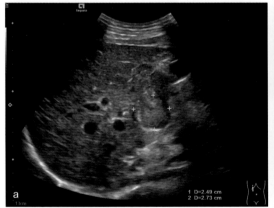

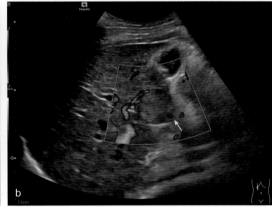

图 3-2　病例 2

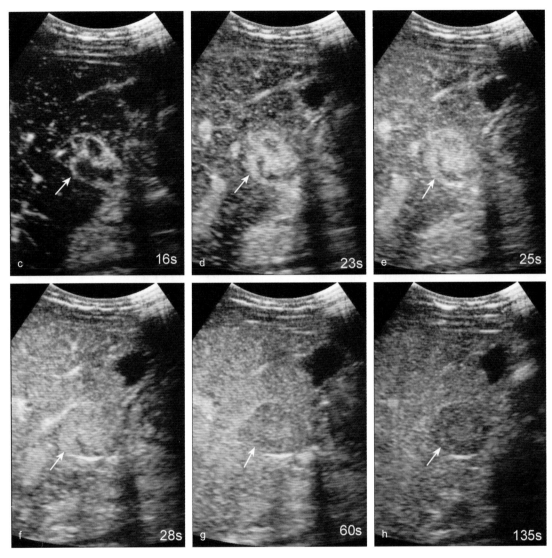

图 3-2（续） 病例 2

病例 ❸

超声造影呈"动脉期高回声增强，门脉期减退"的 HCC（有肝硬化背景）

常规灰阶超声显示肝硬化背景下，肝右叶见 1.4 cm × 1.1 cm 弱回声团块，边界尚清，似"囊肿"（图 3-3a 箭头）。注射超声造影剂 Sonazoid™ 后，动脉期病灶呈高回声增强（14 s、15 s、17 s、20 s，图 3-3b～e 箭头），门脉期和延迟期病灶减退呈低回声（100 s、366 s，图 3-3f、g 箭头）。病理证实为 HCC，Ⅱ级。

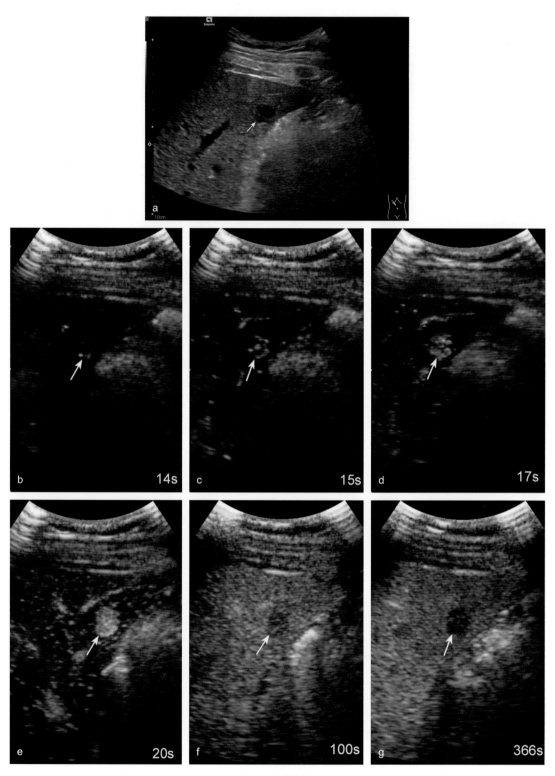

图 3-3　病例 3

病例 ④

超声造影呈"动脉期高回声增强，延迟期减退"的HCC（有肝硬化背景）

肝硬化背景下，常规灰阶超声显示右叶见一枚低回声团块（图 3-4a 箭头），CDFI 显示病灶内部见线状彩色血流（图 3-4b，箭头），PD 可测及病灶内动脉时间流速曲线，RI 0.66（图 3-4c）。注射 SonoVue™ 后，动脉期病灶呈整体高回声增强（11 s、12 s、13 s、14 s、19 s，图 3-4d~h；视频 3-2，箭头），门脉期病灶没有减退呈等回声（85 s，图 3-4i 箭头），延迟期病灶轻度减退呈低回声（163 s、256 s，图 3-4j、k 箭头）。

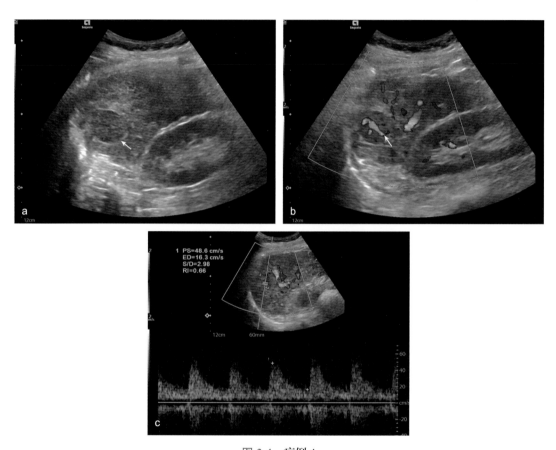

图 3-4 病例 4

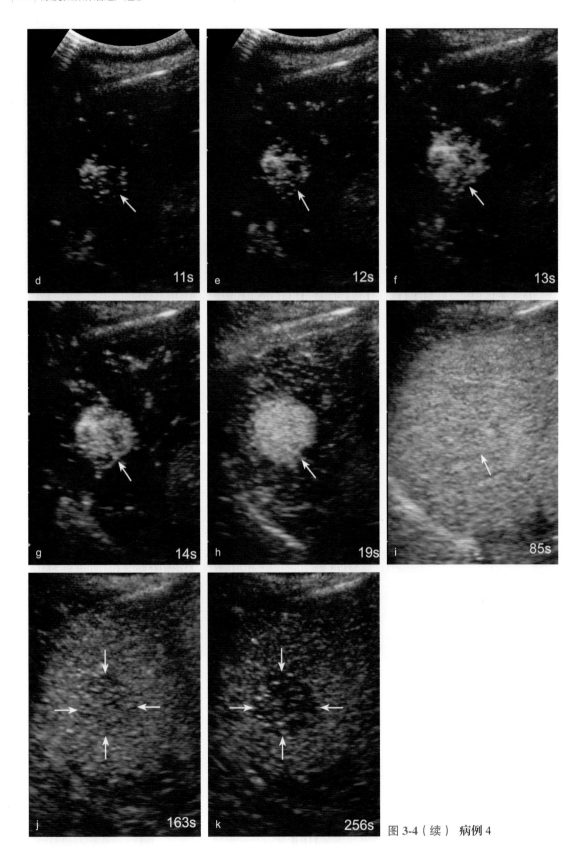

图 3-4（续） 病例 4

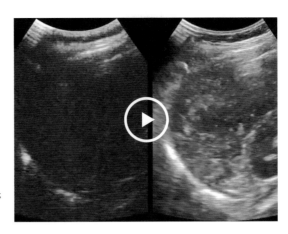

视频 3-2

注射 SonoVue™ 后，动脉期病灶呈整体高回声增强

─────── 病例 **5** ───────

超声造影呈"动脉期高回声增强，延迟期减退"的 HCC（无肝硬化背景）

常规灰阶超声显示右叶见 5.1 cm×4.2 cm 等回声团块，周围见暗环，边界不清（图 3-5a 箭头），CDFI 显示病灶周边杂乱分枝状彩色血流（图 3-5b 箭头），PW 可测及病灶内动脉时间流速曲线，RI：0.71（图 3-5c）。注射 SonoVue™ 后，动脉期病灶呈网篮状高回声增强（13 s、14 s、16 s、17 s、20 s，图 3-5d~h；视频 3-3，箭头），门脉期呈等回声（100 s，图 3-5i），延迟期轻度减退呈低回声（200 s、400 s，图 3-5j、k 箭头）。手术病理证实为 HCC，Ⅲ级。

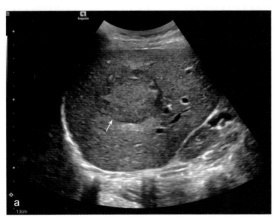
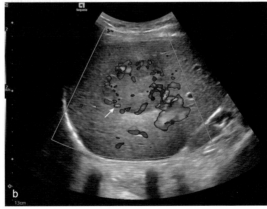

图 3-5 病例 5

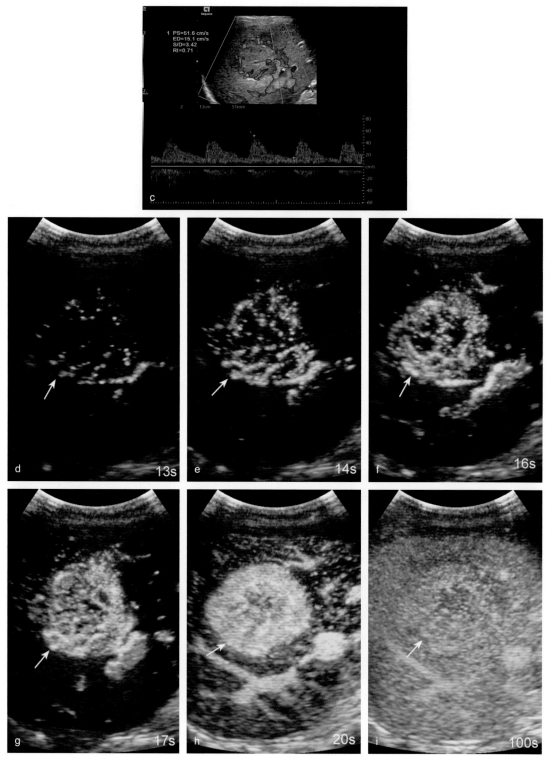

图 3-5（续） 病例 5

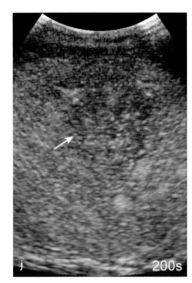
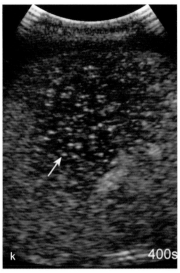

图 3-5（续） 病例 5

视频 3-3

注射 SonoVue™ 后，动脉期病灶呈网篮状高回声增强

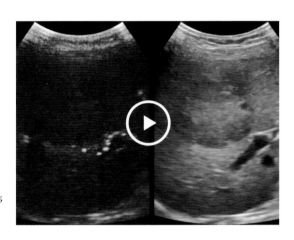

病例 ❻

超声造影呈"动脉期高回声增强，延迟期减退"的复发性 HCC（有肝硬化背景，高频超声检查）

常规灰阶超声显示肝硬化背景下，肝右叶包膜下见 1.3 cm×1.0 cm 稍低回声团块，边界欠清，稍向外突出（图 3-6a，测量标尺）。注射 SonoVue™ 后，动脉期病灶呈不均匀高回声增强（12 s、13 s、14 s、15 s、23 s，图 3-6b~f 箭头，测量标尺），门脉期病灶无减退，呈等回声（90 s，图 3-6g 箭头），延迟期病灶轻度减退，呈稍低回声（150 s，图 3-6h 箭头）。病理证实为 HCC，Ⅱ 级。

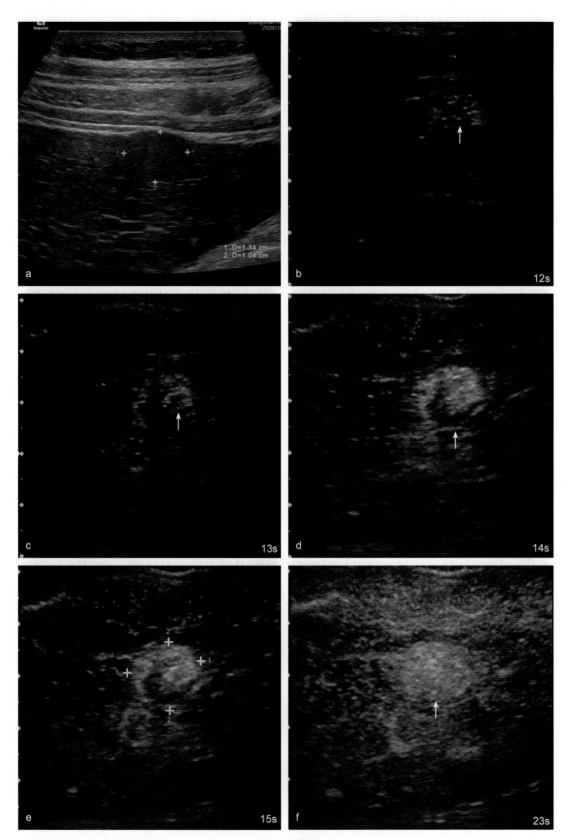

图 3-6　病例 6

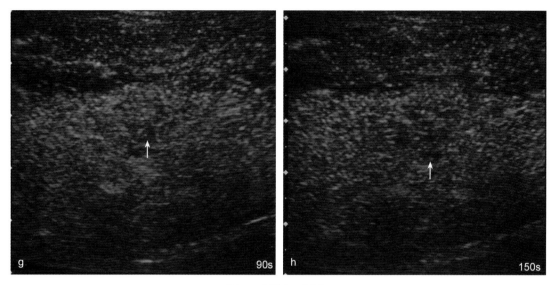

图 3-6（续） 病例 6

病例 **7**

超声造影呈"动脉期高回声增强，门脉期、延迟期无减退"的高分化 HCC（有肝硬化背景）

常规灰阶超声显示肝硬化背景下，肝右叶见 1.6 cm×1.4 cm 稍高回声团块，边界不清（图 3-7a 箭头），PW 测及病灶周边动脉血流信号，RI：0.64（图 3-7b）。注射 Sonazoid 后，动脉期病灶呈不均匀高回声增强（18 s、19 s，图 3-7c~d 箭头），枯否期（血管后期）病灶仍未出现消退，呈等回声（600 s，图 3-7e 箭头，双幅）。

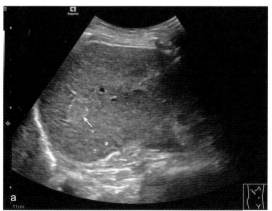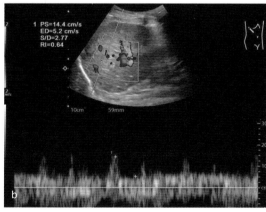

图 3-7 病例 7

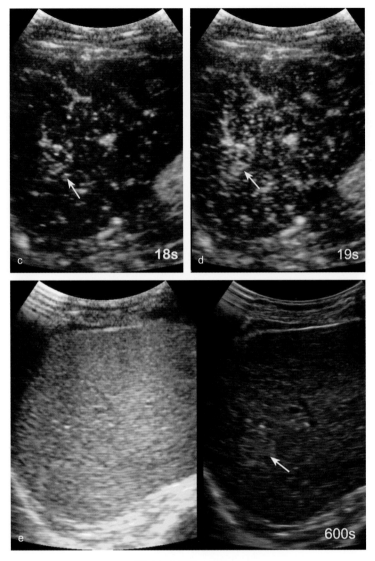

图 3-7（续） 病例 7

—— 病例 ⑧ ——

Sonazoid 对于肝脏深部病灶的显示

常规灰阶超声显示肝硬化背景下，肝右叶近膈顶处（距离探头深度 11 cm）见 1.4 cm×1.2 cm 稍高回声团块，边界不清（图 3-8a，测量标尺），CDFI 病灶未见明显彩色血流（图 3-8b）。注射 Sonazoid 后，动脉期病灶呈高回声增强（13 s、15 s，图 3-8c、d 箭头，测量标尺），门脉期病灶消退呈稍低回声（95 s，图 3-8e，测量标尺），延迟期病灶消退呈低回声（420 s，图 3-8f，测量标尺）。病理证实为 HCC，Ⅲ级。

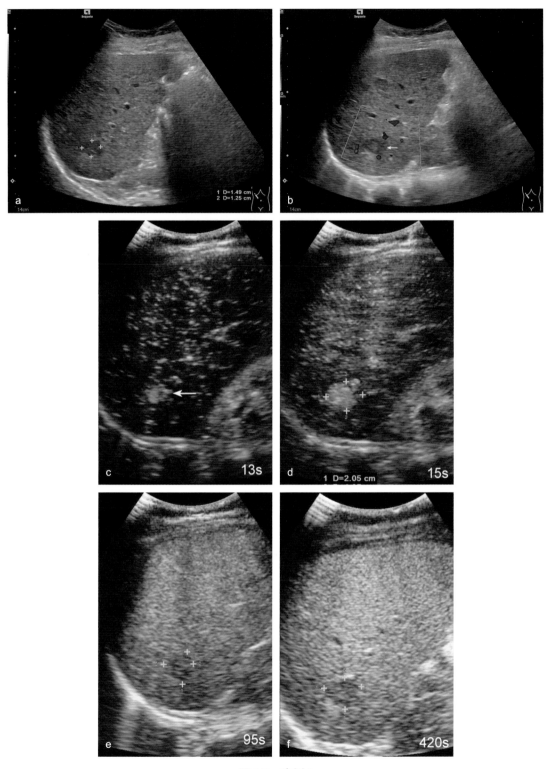

图 3-8　病例 8

病例 9

Sonazoid 对于肝脏表浅病灶的显示

常规灰阶超声显示肝右叶包膜下见 1.9 cm×1.4 cm 低回声团块，边界尚清（图 3-9a 箭头），CDFI 病灶内部见分枝状彩色血流（图 3-9b 箭头）。注射 Sonaziod 后，动脉期病灶呈整体高回声增强，周边为主（18 s、19 s、22 s、30 s，图 3-9c~f 箭头），门脉期及延迟期病灶减退呈低回声（76 s、374 s，图 3-9g、h 箭头）。病理证实为 HCC，Ⅱ级。

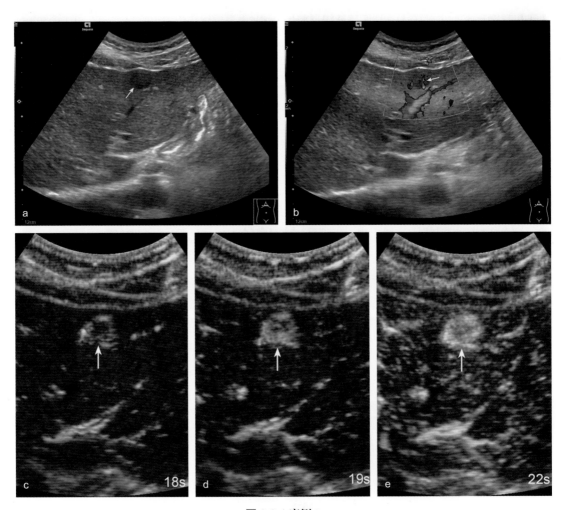

图 3-9　病例 9

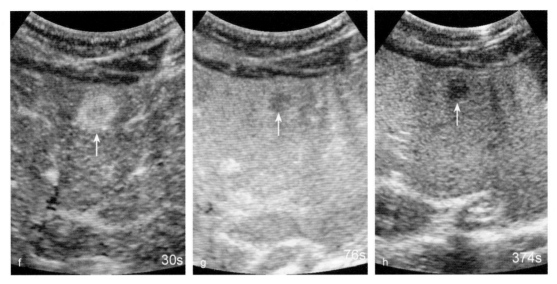

图 3-9（续） 病例 9

病例 **⑩**

CEUS LI-RADS 4 类病灶的超声造影表现

常规灰阶超声显示肝硬化背景下，肝右叶见 2.7 cm × 2.1 cm 稍高回声团块，内部回声不均匀，边界欠清（图 3-10a，测量标尺）。CEUS（SonoVue™）显示病灶与周围肝实质同步增强，呈不均匀增强，周边部为主（12 s、14 s、16 s、19 s，图 3-10b~e 箭头），门脉早期病灶消退呈低回声（26 s、48 s，图 3-10f、g 箭头）。病理证实为 HCC，Ⅱ～Ⅲ级。

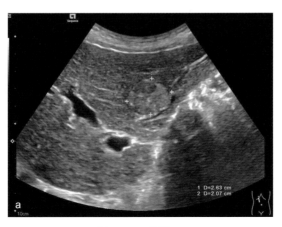

图 3-10 病例 10

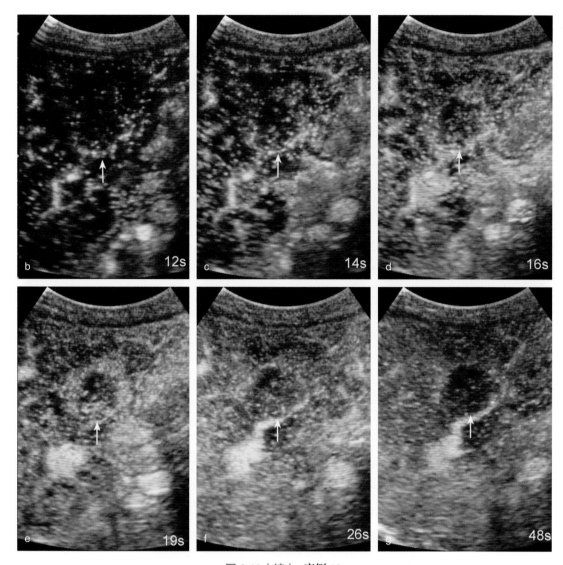

图 3-10（续） **病例** 10

病例 ⑪

门静脉癌栓的超声造影表现

常规灰阶超声显示肝硬化背景下，门静脉右支管腔内见 2.0 cm×1.3 cm 中等回声团块，形态不规则（图 3-11a，测量标尺）。CEUS（SonoVue™）显示动脉期，紧邻肝动脉（图 3-11b 三角箭头）病灶呈整体高回声增强（17 s、18 s，图 3-11b、c 箭头），门脉早期病灶减退呈低回声（36 s，图 3-11d 箭头）。

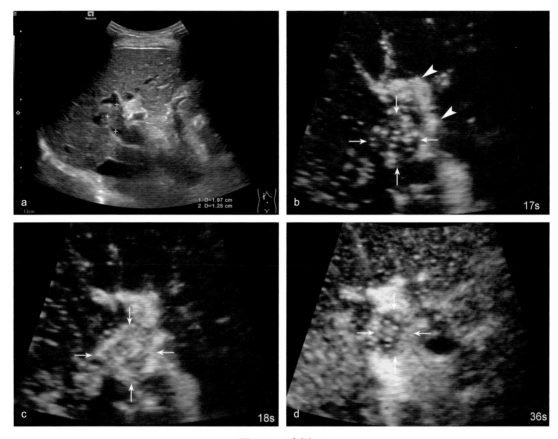

图 3-11 病例 11

病例 ⑫
呈 "结中结" 表现的 HCC

常规灰阶超声显示肝硬化背景下，肝右叶见 4.7 cm×4.5 cm 低回声团块，边界欠清（图 3-12a，测量标尺），可见病灶（箭头）内部小结节状回声（三角箭头），呈 "结中结"（图 3-12b）。CEUS（Sonazoid™）显示病灶内部两处 "结中结" 部分呈动脉期高回声增强（34 s、36 s、43 s、62 s，三角箭头），其余病灶与周围肝实质呈同步增强（箭头）（图 3-12c~f；视频 3-4），门脉期病灶未减退，呈等回声（78s，图 3-12g），延迟期病灶减退呈稍低回声（258 s、450 s，图 3-12h、i）。MRI 可见肝右叶见类圆形异常信号灶，其内可见两枚小圆形结节，小结节呈 T1WI 低信号（图 3-12j、k 三角箭头）、T2WI 稍高信号（图 3-12l、m 三角箭头），病灶其余部分呈等信号。MRI 增强后（普美显）动脉期小结节明显强化（图 3-12n、o 三角箭头），病灶其余部分呈等增强。MRI 肝胆特异期病灶减退呈低信号（箭头），小结节呈更低信号（图 3-12p 三角箭头）。病理证实为 HCC，Ⅱ 级。

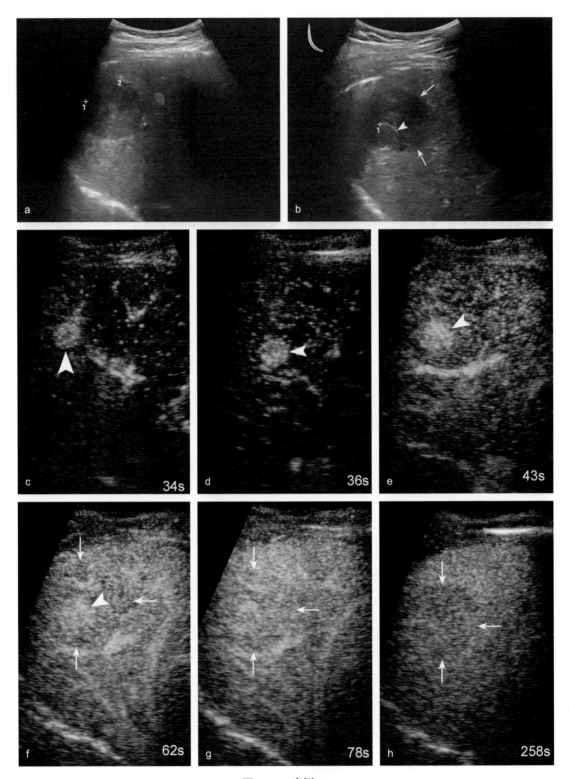

图 3-12 病例 12

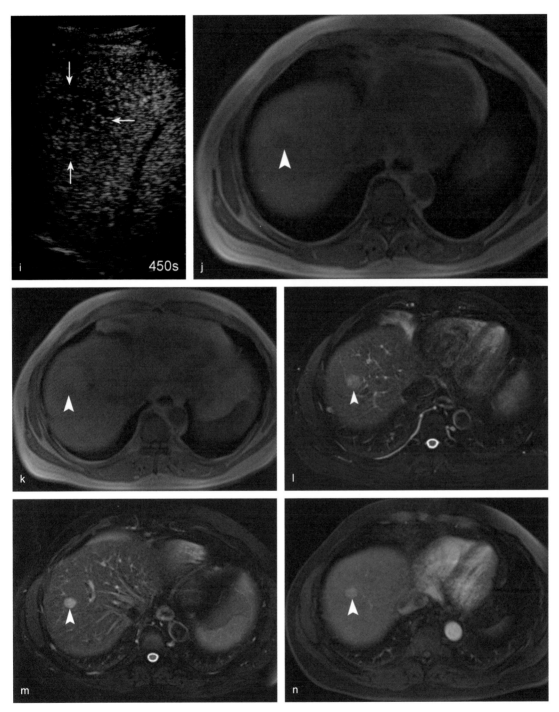

图 3-12（续） 病例 12

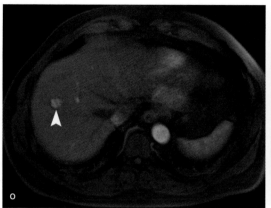 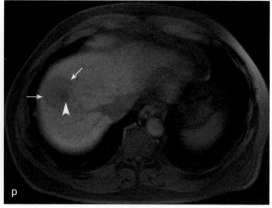

图 3-12（续） 病例 12

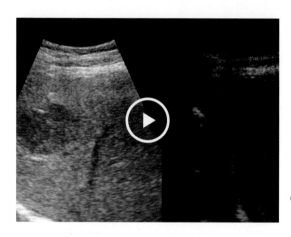

视频 3-4

CEUS 显示病灶内部两处"结中结"部分呈动脉期高回声增强，其余病灶与周围肝实质呈同步增强

病例 ⑬

超声造影表现呈"马赛克"的 HCC

常规灰阶超声显示肝硬化背景下，肝右叶见 7.9 cm×6.5 cm 稍高回声团块，内部回声不均匀，边界尚清，周围见暗环（图 3-13a，测量标尺），CDFI 显示病灶周边及内部见较丰富点状、线状杂乱血流（图 3-13b）。CEUS（SonoVue™）显示病灶动脉期呈网篮状高回声增强（13 s、16 s、23 s、29 s，图 3-13c~f 箭头），门脉期病灶局部减退呈低回声（80 s，图 3-13g 三角箭头），延迟期病灶减退呈不均匀低回声（236 s，图 3-13h，测量标尺，双幅）。

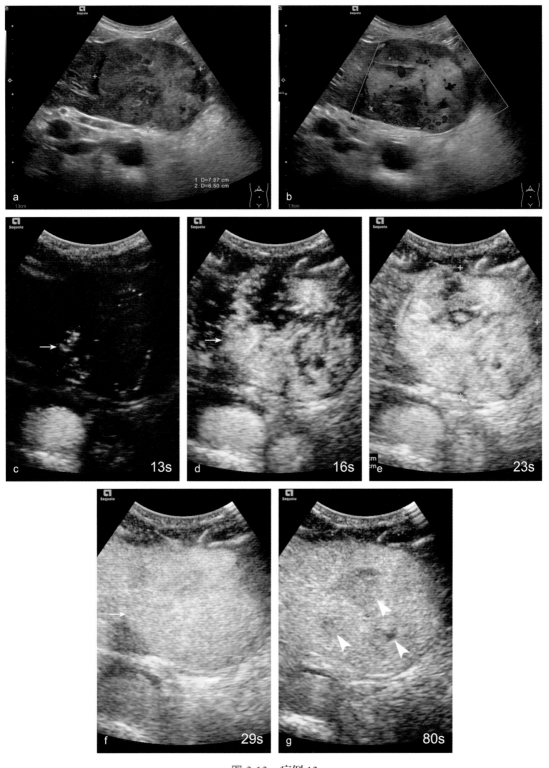

图 3-13 病例 13

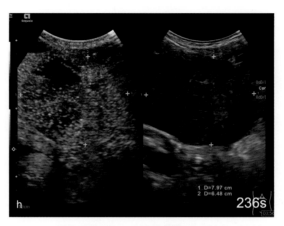

图 3-13（续） 病例 13

病例 ⑭

超声造影表现呈"马赛克"的 HCC

常规灰阶超声显示肝右叶见 8.5 cm×8.0 cm 稍高回声团块，内部回声不均匀，边界尚清，周围见暗环（图 3-14a 箭头）。CEUS（Sonazoid™）显示病灶动脉期呈周边向内不均匀高回声增强，内部可见不规则的不增强区（13 s、15 s、19 s、26 s，图 3-14b~e 箭头），门脉期及延迟期病灶减退呈低回声（100 s、240 s，图 3-14f、g 箭头）。病理证实为 HCC，Ⅱ～Ⅲ级，伴大片坏死。

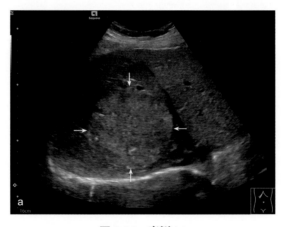

图 3-14 病例 14

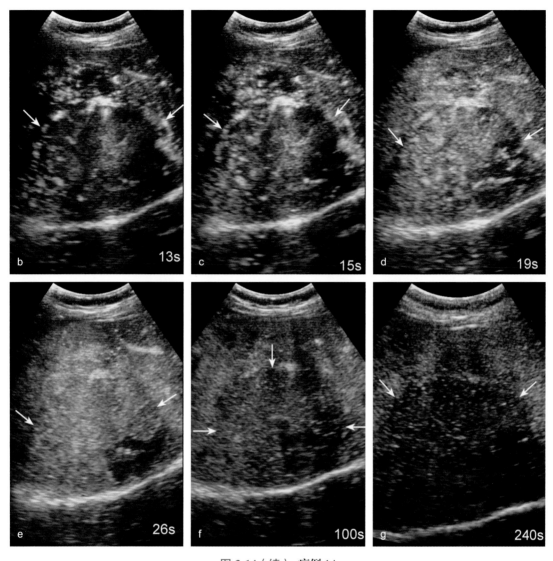

图 3-14（续） **病例** 14

病例 ⑮

微小 HCC（高频超声检查）

  患者既往有 HCC 手术切除史，随访发现肝内微小病灶。常规灰阶超声显示肝硬化背景下，肝右叶见 0.7 cm×0.7 cm 等回声团块，边界不清（图 3-15a 箭头）。CEUS（SonoVue™）显示病灶动脉期呈整体高回声增强（19 s、21 s、24 s、30 s，图 3-15b~e 箭头），延迟期病灶轻度减退，呈稍低回声（165 s，图 3-15f 箭头，双幅）。诊断为 HCC 复发。最后病理为 HCC。

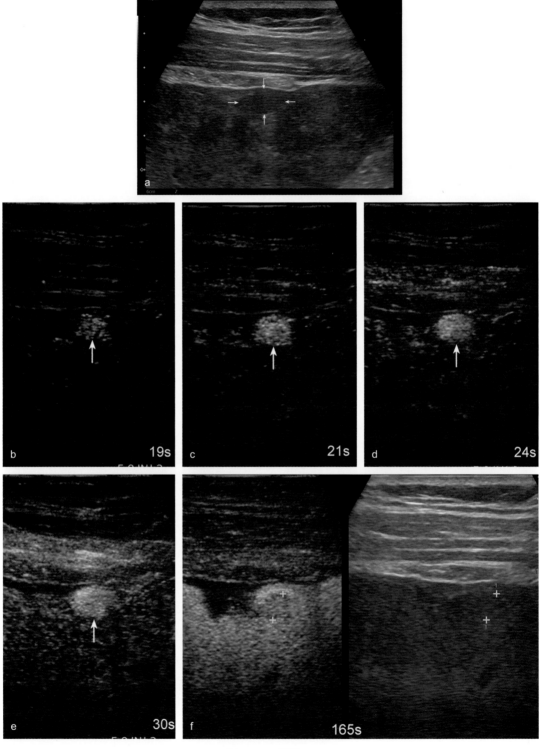

图 3-15　病例 15

（董怡　毛枫　王文平）

· 参考文献 ·

[1] Bansal S, Gui J, Merrill C, et al. Contrast-enhanced US in local ablative therapy and secondary surveillance for hepatocellular carcinoma[J]. Radiographics, 2019, 39(5): 1302-1322.

[2] Villanueva A. Hepatocellular carcinoma[J]. N Engl J Med, 2019, 380(15): 1450-1462.

[3] Leoni S, Piscaglia F, Granito A, et al. Characterization of primary and recurrent nodules in liver cirrhosis using contrast-enhanced ultrasound: which vascular criteria should be adopted?[J]. Ultraschall Med, 2013, 34(3): 280-287.

[4] Dietrich C F, Teufel A, Sirlin C B, et al. Surveillance of hepatocellular carcinoma by medical imaging[J]. Quant Imaging Med Surg, 2019, 9(11): 1904-1910.

[5] Yanagisawa K, Moriyasu F, Miyahara T, et al. Phagocytosis of ultrasound contrast agent microbubbles by Kupffer cells[J]. Ultrasound Med Biol, 2007, 33(2): 318-325.

[6] Kudo M, Hatanaka K, Kumada T, et al. Double-contrast ultrasound: a novel surveillance tool for hepatocellular carcinoma[J]. Am J Gastroenterol, 2011, 106(2): 368-370.

[7] Numata K, Fukuda H, Nihonmatsu H, et al. Use of vessel patterns on contrast-enhanced ultrasonography using a perflubutane-based contrast agent for the differential diagnosis of regenerative nodules from early hepatocellular carcinoma or high-grade dysplastic nodules in patients with chronic liver disease[J]. Abdom Imaging, 2015, 40(7): 2372-2383.

[8] Lencioni R, Piscaglia F, Bolondi L. Contrast-enhanced ultrasound in the diagnosis of hepatocellular carcinoma[J]. J Hepatol, 2008, 48(5): 848-857.

[9] Choi B I, Lee J M, Kim T K, et al. Diagnosing borderline hepatic nodules in hepatocarcinogenesis: imaging performance[J]. AJR Am J Roentgenol, 2015, 205(1): 10-21.

[10] Quaia E. State of the Art: LI-RADS for Contrast-enhanced US[J]. Radiology, 2019, 293(1): 4-14.

[11] Dietrich C F, Dong Y, Kono Y, et al. LI-RADS ancillary features on contrast-enhanced ultrasonography[J]. Ultrasonography, 2020, 39(3): 221-228.

[12] Jang H J, Kim T K, Wilson S R. Small nodules (1-2 cm) in liver cirrhosis: characterization with contrast-enhanced ultrasound[J]. Eur J Radiol, 2009, 72(3): 418-424.

[13] Knieling F, Waldner M J, Goertz R S, et al. Early response to anti-tumoral treatment in hepatocellular carcinoma-can quantitative contrast-enhanced ultrasound predict outcome?[J]. Ultraschall Med, 2013, 34(1): 38-46.

第二节·肝内胆管细胞癌

一、概述

- 肝内胆管细胞癌（intrahepatic cholangiocarcinoma，ICC）是原发于肝脏的一种少见类型恶性肿瘤，根据肿瘤解剖部位的不同，可将胆管细胞癌分为肝内及肝外两类。肝内胆管细胞癌是发生于肝内二级胆管分支及其周围分支被覆上皮的原发性肝癌，也称周围型肝内胆管细胞癌（peripheral intrahepatic cholangiocarcinoma，PICC）。肝外胆管细胞癌又可根据部位的不同分为肝门部胆管细胞癌和远端胆管的胆管细胞癌。

- ICC 约占所有消化道肿瘤的 3%，占原发性肝肿瘤的 10%~15%，数十年来在全球的发病率和死亡率有增高的趋势。发病原因尚不明确，危险因素大部分与慢性炎症及相应刺激有关，包括原发性硬化性胆管炎、肝内胆管结石、胆道炎症、Caroli 病、乙肝及丙肝病毒感染、慢性非酒精性肝病等。

- 根据肿瘤大体生长方式，肝内胆管细胞癌可进一步分为肿块型、管周浸润型、管内生长型，当然也有混合型，其中肿块型是最常见的类型。

- 肝内胆管细胞癌为发病率仅次于肝细胞癌的肝内原发性恶性肿瘤，具有恶性程度高、诊断困难、预后差的特点，易漏诊及误诊，应引起临床和影像医生的高度重视。

- 根治性切除术是首选和最有效的治疗方法，仅有小部分患者（约 15%）确诊时可以行手术治疗。不能手术者，新辅助化疗联合靶向及免疫治疗可能降低晚期肝内胆管细胞癌的分期。肝内胆管细胞癌以淋巴播散及局部浸润为主，侵犯、包绕周围管道和淋巴结转移机会较肝细胞癌高，血行转移少见。

- 未经治疗的肝内胆管细胞癌患者，从诊断开始其中位生存时间仅为 6.5 个月，完全切除的肝内胆管细胞癌患者中位生存时间为 27~36 个月。

二、临床表现和实验室检查

- ICC 可发生于任何年龄，常见于 50~70 岁的老年人群，男女的发病率差别不大。起病隐匿，早期可无明显症状。即使出现症状，大部分也为非特异性，如腹部不适、右上腹疼痛、乏力、恶心、不明原因的体重减轻等，部分可出现无痛性黄疸，合并感染时有发热等症状。

- 实验室检查肿瘤指标以 CA 19-9 较有意义，如大于 40 μg/mL 时有参考价值，大于 100 μg/mL 时特异性高，AFP 常在正常范围内。

三、病理

- 肝内胆管细胞癌多见于正常肝脏背景下，也可见于慢性肝病或肝硬化背景下。

- 将超声造影表现与病理进行对照，镜下可见有活性的肿瘤细胞主要位于周边部，肿瘤伴有不同程度的纤维化，纤维组织主要分布于肿瘤的中央区域并可与不同程度的凝固性坏死灶交织在一起。因此在超声造影过程中肿瘤生长活跃的周边部强化明显，肿瘤细胞被纤维组织分隔，出现周边向中央"树枝状"延伸的增强表现，即明显增强的区域对应局部的肿瘤细胞分布丰富、密度高，而延迟增强的区域对应肿瘤的纤维基质成分。

四、超声表现

（一）常规超声表现

- ICC 常见于肝左叶，单发常见。其声像图表现多样，肿瘤可呈低回声、等回声或高回声等，以不均匀稍低回声或等回声多见。部分内部可见条索状高回声，形态欠规则或不规则，边界多不清，这可能与肿瘤沿胆管上皮匍匐生长有关。
- 肿瘤内部坏死液化少见，较大时可出现不规则坏死区，呈囊实性的混合回声改变。因肿瘤浸润胆管壁或阻塞胆管，致病灶远端局部小胆管扩张是灰阶超声相对特异性的表现。
- 肿块所在肝叶可因纤维组织的牵拉出现萎缩、变形甚至"脐凹"等表现。
- 常规超声声像图表现可分为 4 型：
  - 团块型
  - 结节型
  - 弥漫狭窄型
  - 厚壁小乳头型
- 部分患者肝门部出现肿大淋巴结，有时可伴胆管栓子形成。
- CDFI 显示 ICC 大多呈乏血供，一般病灶内部或周边有少许点状或短线状血流，如检测到动脉血流信号，多为高阻血流，RI 多大于 0.70，这可能与肿瘤内纤维组织较多致肿瘤血管阻力增加有关。

（二）超声造影表现

- 典型的 ICC 的 CEUS 呈动脉期环状增强，门脉期早期快速消退、延迟期呈低增强，呈特征性的"快进快出"。病灶动脉期均有增强，为周边部环状增强，并呈"树枝状"或"梳状"由周边伸向中央（图 3-16），达峰值时大多表现为不均匀增强，为肝内胆管细胞癌另一特征性表现，门脉期早期快速消退，延迟期呈低回声增强，内常可见片状不增强区。
- 直径 ≤ 3.0 cm 的病灶在动脉期常表现为整体均匀强化，直径 ≥ 5.0 cm 的病灶多表现为不均匀强化，大小位于两者之间的病灶强化方式多样。生长过程中瘤内发生血流动力学变化，较小肿瘤细胞成分丰富而纤维组织较少，随着肿瘤生长，瘤体内出现更多坏死与纤维结缔组织，因此导致肿瘤的乏血供表现。
- 2020 年最新版的《LI-RADS 肝脏超声造影诊断指南》中对肝内胆管细胞癌造影特点总结为动脉期有多种增强模式，而门脉期及延迟期消退呈低回声增强。肝内胆管细胞癌超声造影动脉期表现包括：动脉期病灶呈现周围不规则环状增强、整体不均匀树枝状高增强、整体均匀高增强、整体不均匀等增强和整体不均匀低增强。其中最常见的类型为动脉期整体不均匀高增强（图 3-17），门脉期早期即出现消退，延迟期呈明显的低回声，血管后期为完全的低回声改变。

- 将病灶消退的时相和强度作为肝内胆管细胞癌和肝细胞肝癌鉴别的重要特征，ICC 出现门脉期早期减退（<60 s）较 HCC 更常见，大部分肝内胆管细胞癌出现减退的时间在 43 s 内，且消退程度更明显，病灶呈低回声。关于早期减退和明显减退是否作为两者鉴别的明确指标尚存争议。

- CEUS 的局限性包括：如易受肥胖和气体干扰、一次造影不能完整获得肝内多个病灶的信息等。因此必要时可结合其他影像学检查进行诊断与鉴别诊断。

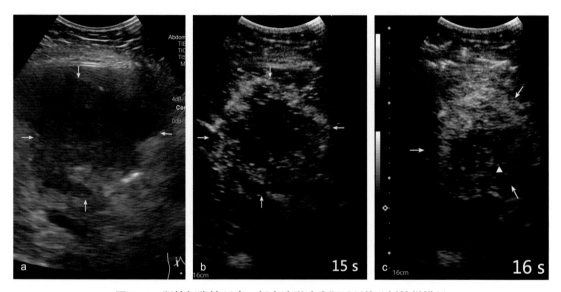

图 3-16　胆管细胞性肝癌，超声造影动脉期呈环状及树枝样增强
灰阶超声示肿块呈低回声（a），超声造影示动脉期呈环状增强（b），树枝状向内延伸（c）（箭头所示为肿块范围，三角箭头所示为树枝样改变）

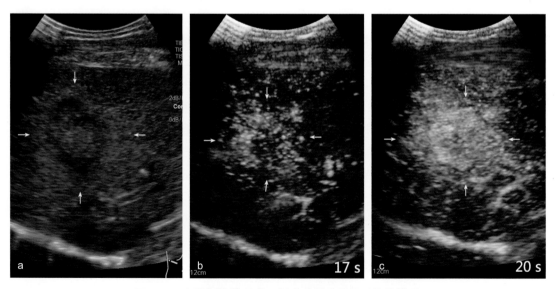

图 3-17　胆管细胞性肝癌，超声造影动脉期呈整体增强
灰阶超声示肿块呈低回声，周边呈稍高回声（a），CEUS 动脉期呈明显不均匀高回声增强（b），峰值时呈整体强化（c）（箭头所示为肿块范围）

五、其他影像学表现

- 肝内胆管细胞癌在增强 CT/MRI 上表现为动脉期呈环状明显增强，门脉期及平衡期持续强化。

- 有文献报道 CEUS 延迟期呈快速消退病灶，经 MRI 检查大多仍表现为持续强化，此种差异可能是由于不同造影剂药代动力学不同所致。超声造影剂是血管内造影剂，而钆剂可透过血管内皮渗入组织间隙。由于肝内胆管细胞癌富含纤维结缔组织，因而 MRI 造影剂可存留在组织间隙中，从而导致延迟期的增强。

六、鉴别诊断

（一）HCC

- 当肿块边界清尤其是肿瘤周边见声晕、血供丰富且阻力指数较高，CEUS 呈 "快进快出" 的增强特征时，应与肝细胞癌鉴别。

- ICC 患者多无肝病病史，常伴有胆管结石、胆管扩张或炎症等病史；HCC 患者多有肝硬化背景、乙型肝炎病史，甲胎蛋白升高，常伴门脉癌栓。

- ICC 以环状增强和树枝状增强为主，门脉期早期出现明显消退。而 HCC 最特征的增强方式为整体高增强、门脉期晚期及延迟期出现减退，一般无 "树枝状" 由周边向中央延伸的特征，可与后者相鉴别。

- 总之，动脉期环状增强、血清 CA19-9 升高、AFP 正常是诊断 ICC 的重要指标。

（二）肝血管瘤

- ICC 呈稍高回声、内部呈网状结构、未测及明显彩色血流时与血管瘤鉴别困难。非典型的血管瘤因有动脉 – 门静脉或动脉 – 肝静脉瘘，超声造影时表现为门脉期快速消退，也会与 ICC 产生混淆。

- 肝血管瘤 CEUS 典型表现为动脉期环状增强，门脉期、延迟期呈结节状逐渐向内填充，与 ICC 可以鉴别。

（三）肝内炎性病变

- ICC 常与肝内局灶性炎性病变相混淆，后者在 CEUS 时也可出现 "快进快出" 征象。但局灶性炎性病变在 CEUS 动脉期常表现为不均匀的蜂窝状增强，无环状及树枝状增强表现，且其消退时间往往比 ICC 更早，在动脉期晚期即可呈低回声改变。

- 结合患者有无发热等临床表现、实验室血常规化验等，有助于鉴别诊断。必要时还需行穿刺活检及病理检查最终证实。

（四）肝脓肿

- 当肝内占位表现为边界模糊不清的低回声团块，尤其是 CEUS 显示病灶内可见不规则或蜂窝状不增强区时，须与肝脓肿相鉴别。

- 两种疾病临床上均可有发热、局部疼痛不适甚至白细胞升高等表现，CEUS 诊断仍不明确时，可在超声引导下或 CEUS 引导下穿刺活检及病理检查以明确诊断。

病例分享

病例 ❶

超声造影动脉期呈 "整体不均匀树枝状高回声增强" 的肝内胆管细胞癌

患者，女性，58 岁，既往无慢性肝病史。腰背痛半个月，伴糖类抗原 19-9（CA19-9）升高。外院行 CT 检查示肝占位，提示肝癌可能。实验室检查示：甲胎蛋白（AFP）1.8 ng/mL，癌胚抗原（CEA）3.1 ng/mL，CA19-9 312.0 U/mL。

常规灰阶超声显示肝左内叶可见 6.3 cm×4.6 cm 低回声实质团块（图 3-18a，测量标记为病灶范围；视频 3-5），边界不清，形态不规则，内部回声不均匀，周围肝内胆管轻度扩张，CDFI 未测及病灶内部及周边部明显的彩色血流信号（图 3-18b，箭头所示为病灶范围）。CEUS 显示肝左内叶病灶于注射超声造影剂 SonoVue™ 2.4 mL 后第 9 s 开始增强，呈整体不均匀树枝状高增强（图 3-18c，箭头所示为病灶范围；视频 3-6），20 s 达峰值，33 s 开始减退（图 3-18d，箭头所示为病灶范围），门脉期（图 3-18e，箭头所示为病灶范围）及延迟期（图 3-18f，箭头所示为病灶范围）始终呈低回声改变。CEUS 考虑肝内胆管细胞癌可能性大。

同期上腹部增强 MRI 显示肝左内叶见团块状异常信号，边缘欠清，范围 5.5 cm×5.3 cm，呈 T1 低信号（图 3-18g，箭头所示为病灶范围）、T2 呈稍高混杂信号，DWI 呈高信号，ADC 呈低信号，增强扫描示肿块动脉期以周边环形强化为主（图 3-18h，箭头所示为病灶范围），门脉期及延迟期逐渐向病灶内部填充（图 3-18i，箭头所示为病灶范围），病灶内及肝门部胆管稍狭窄，远端部分肝内胆管稍扩张。肝门部见稍大淋巴结，最大短径约 1.0 cm。考虑肝左内叶恶性肿瘤（ICC 可能大）。

该患者在我院外科行左半肝切除术，大体标本肿块切面呈灰白、质中，镜下病理示肿瘤细胞明显异型，间质纤维化（图 3-18j）（HE 染色，40×）。结论:(肝Ⅳ段) ICC，Ⅱ~Ⅲ级，周围肝未见结节性肝硬化。

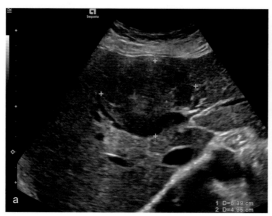
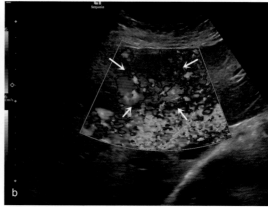

图 3-18　病例 1

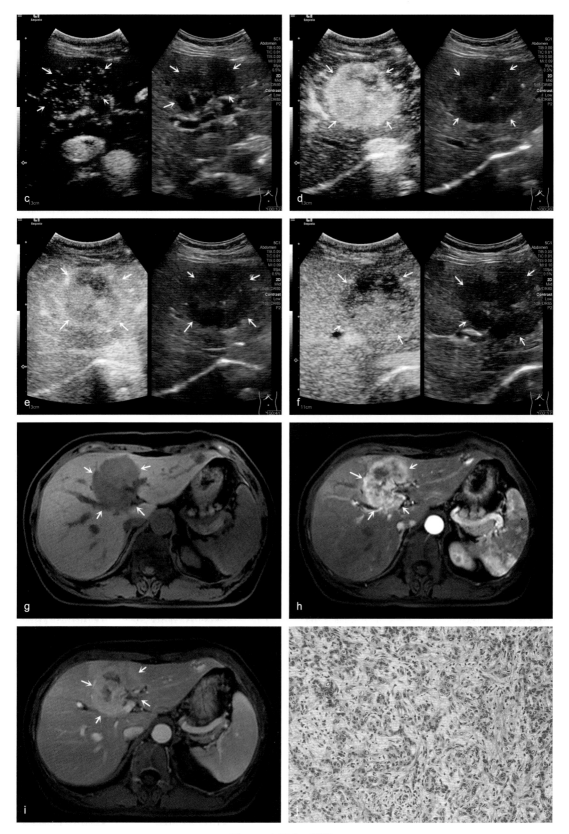

图 3-18（续） 病例 1

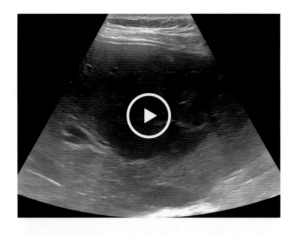

视频 3-5

常规灰阶超声显示肝左内叶可见 6.3 cm×4.6 cm 低回声实质团块

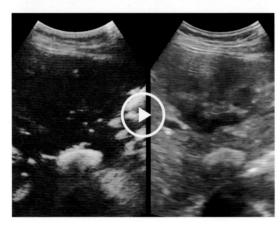

视频 3-6

CEUS 显示肝左内叶病灶于注射超声造影剂 SonoVue™ 2.4 mL 后第 9 s 开始增强，呈整体不均匀树枝状高回声增强

病例 ❷

超声造影动脉期呈"整体不均匀高回声增强"的肝内胆管细胞癌

患者，男性，64 岁，既往无慢性肝炎病史，有血吸虫病史 50 年。体检发现 CA19-9 升高 1 个月余，最高 69.48 U/mL，至当地医院行 CT 检查示肝占位，提示 ICC 可能。实验室检查示：AFP 1.4 ng/mL，CEA 1.6 ng/mL，CA19-9 89.5 U/mL。

灰阶超声显示肝左右叶交界处可见 4.4 cm×3.6 cm 稍低回声欠均匀实质团块（图 3-19a，箭头所示为肿块边界；视频 3-7），边界尚清，形态不规则，内见散在点状强回声，彩色多普勒测及病灶内部线状彩色血流信号（图 3-19b，箭头所示为肿块边界），RI：0.64~0.74。CEUS 显示肝左右叶交界处病灶于注射超声造影剂 SonoVue™ 2.4 mL 后第 12 s 开始增强，呈整体不均匀高回声增强（图 3-19c，箭头所示为肿块边界；视频 3-8），17 s 达峰值（图 3-19d，箭头所示为肿块边界），峰值时略呈分叶状，25 s 呈等回声，29 s 呈稍低回声（图 3-19e，箭头所示为肿块边界），1 min 30 s 呈低回声，门脉期及延迟期（图 3-19f，箭头所示为肿块边界）始终呈低回声改变。超声造影考虑肝恶性肿瘤，胆管细胞性可能性大。患者另行 Sonazoid™ 超声造影检查，示肝内病灶亦呈动脉期高回声增强（图 3-19g、h，箭头所示为肿块边界；

视频 3-9)，28 s 开始减退呈稍低回声（图 3-19i，箭头所示为肿块边界），门脉期（图 3-19j，箭头所示为肿块边界）、延迟期及枯否期（视频 3-10）均呈低回声改变。

　　该患者在我院经部分肝叶切除术及术后病理证实为（肝 V 段）肝内胆管细胞癌（Ⅱ级），大体标本示肿块切面灰白、质中，界清。

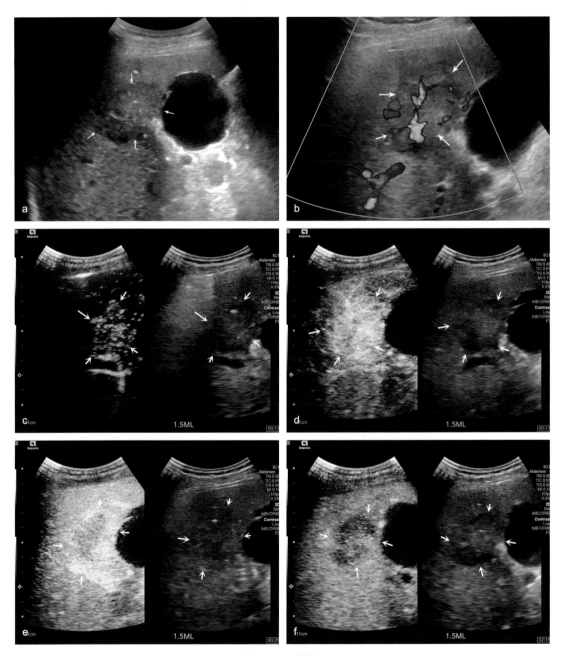

图 3-19　病例 2

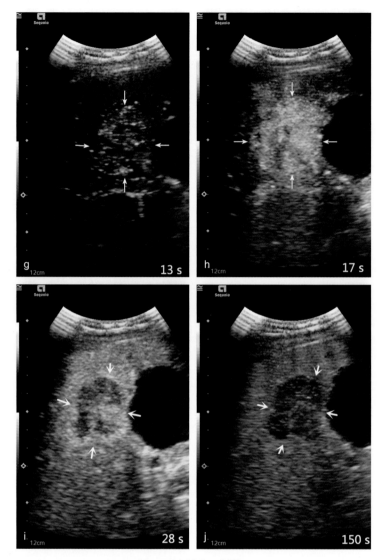

图 3-19（续） 病例 2

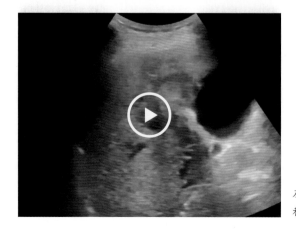

视频 3-7
灰阶超声显示肝左右叶交界处可见 4.4 cm×3.6 cm
稍低回声欠均匀实质团块

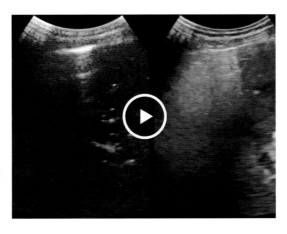

视频 3-8

CEUS 显示肝左右叶交界处病灶于注射超声造影剂 SonoVue™ 2.4 mL 后第 12 s 开始增强，呈整体不均匀高回声增强

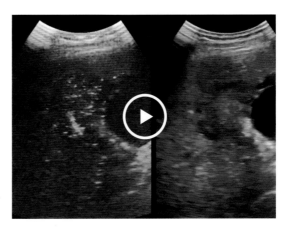

视频 3-9

动脉期-Sonazoid™ CEUS 检查，示肝内病灶亦呈动脉期高回声增强

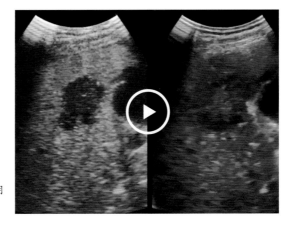

视频 3-10

枯否期-Sonazoid™ CEUS 检查，示门脉期延迟期及枯否期均呈低回声改变

病例 ❸

肝硬化背景下，超声造影动脉期呈"整体不均匀增强"的肝内胆管细胞癌

患者，男性，73 岁，既往有乙肝病史。超声体检发现肝占位 1 个月余，当地医院行增强 CT 检查示肝癌及肝硬化。实验室检查示：AFP 2.5 ng/mL，CEA 5.2 ng/mL，CA19-9 8.4 U/mL。

灰阶超声显示肝右叶见 2.7 cm × 2.4 cm 高低混合回声实质团块（图 3-20a，箭头所示；视频 3-11），边界不清，形态不规则，CDFI 测及病灶内部短线状彩色血流信号（图 3-20b 箭头）。CEUS 显示肝右叶病灶于注射超声造影剂 SonoVue™ 2.4 mL 后第 15 s 开始增强，呈整体不均匀高回声增强（图 3-20c 箭头；视频 3-12），19 s 达峰值（图 3-20d 箭头），30 s 呈等回声，2 min 51 s 开始减退，门脉期（图 3-20e 箭头）及延迟期（图 3-20f，测量标记为病灶范围）始终呈稍低回声改变，考虑肝恶性肿瘤可能性大。

该患者于我院行肝右叶部分切除术，肿块切面灰白，部分区稍灰红，中央部分区见一灰白区，质中。病理示肝内胆管细胞癌，Ⅱ级，癌组织侵犯肝被膜。周围肝组织结节性肝硬化（G2S4）。

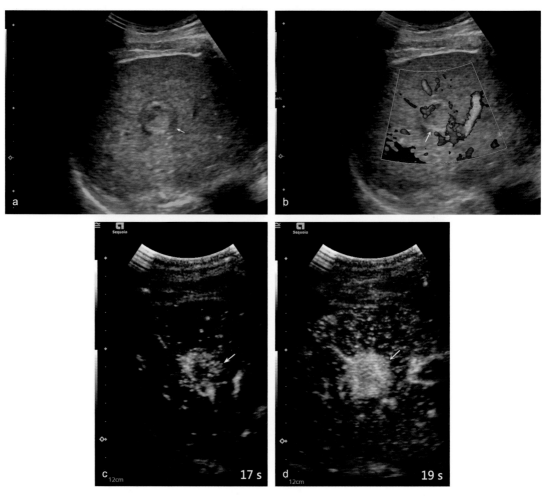

图 3-20　病例 3

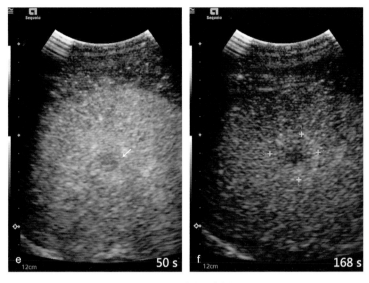

图 3-20（续） 病例 3

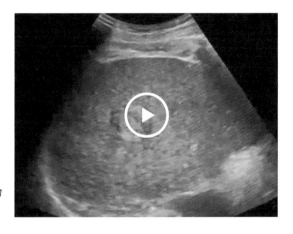

视频 3-11
灰阶超声显示肝右叶见 2.7 cm×2.4 cm 高低混合回
声实质团块

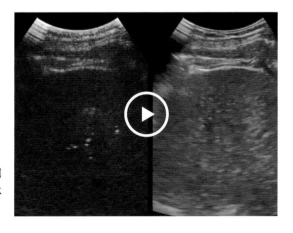

视频 3-12
动脉期－CEUS 显示肝右叶病灶于注射超声造影剂
SonoVue™ 2.4 mL 后第 15 s 开始增强，呈整体不
均匀高回声增强

超声造影动脉期呈"环状及树枝样增强"的肝内胆管细胞癌

患者，男性，50 岁，既往有乙肝病史。近半年体重下降 10 kg，体检发现肝占位 1 周。我院行 MRI 检查示肝癌，肝硬化伴少量腹水。实验室检查示：AFP 7.3 ng/mL，CEA 3.0 ng/mL，CA19-9 68.8 U/mL。

灰阶超声显示肝右前叶近胆囊旁可见 3.6 cm×2.7 cm 稍低回声实质团块（图 3-21a，测量标记为病灶范围；视频 3-13），边界欠清，形态欠规则，CDFI 未测及病灶内部明显彩色血流信号（图 3-21b，箭头所示为病灶范围）。CEUS 显示肝右叶病灶于注射超声造影剂 Sonazoid™ 0.5 mL 后第 12 s 开始增强，呈周边开始环状高回声增强（图 3-21c，箭头所示为病灶范围；视频 3-14），树枝样向内填充（图 3-21d~f，箭头所示为病灶范围），20 s 达峰值，33 s 开始减退（图 3-21g，箭头所示为病灶范围），门脉期及延迟期（图 3-21h，箭头所示为病灶范围）始终呈低回声改变，考虑 ICC 可能大。

该患者行超声引导下肝肿块穿刺活检术，穿刺病理结果显示该病灶为低分化 ICC。

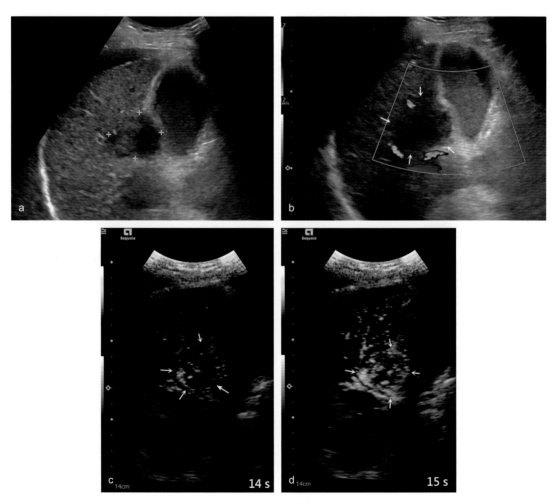

图 3-21　病例 4

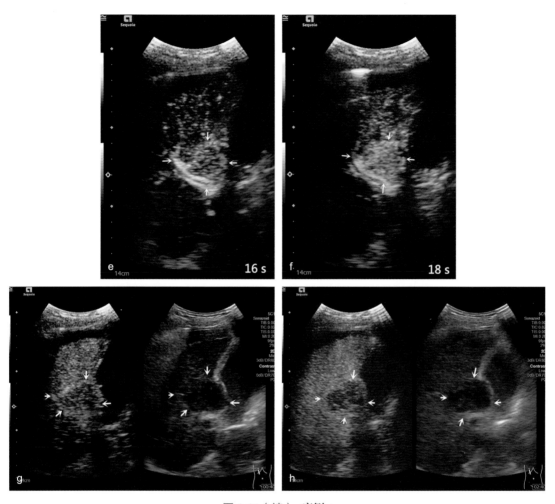

图 3-21（续） 病例 4

视频 3-13

灰阶超声显示肝右前叶近胆囊旁可见 3.6 cm×
2.7 cm 稍低回声实质团块

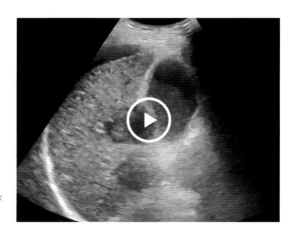

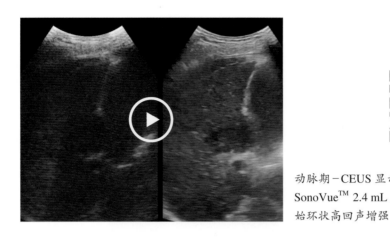

视频 3-14
动脉期-CEUS 显示肝右叶病灶于注射超声造影剂 SonoVue™ 2.4 mL 后第 12 s 开始增强，呈周边开始环状高回声增强

病例 ⑤

超声造影显示直径 >10 cm 的肝内胆管细胞癌

患者，女性，69 岁，既往有乙肝病史。近半年体重下降 15 kg，因反复发热 1 个月余发现肝占位，当地医院抗炎治疗 20 天，效果不明显。我院行 MRI 检查示肝癌，肝硬化伴少量腹水。实验室检查示：AFP 7.3 ng/mL，CEA 3.0 ng/mL，CA19-9 68.8 U/mL。

灰阶超声显示肝左外叶见 11.2 cm × 5.8 cm 低回声实质不均质团块（图 3-22a，测量标记为病灶范围；视频 3-15），边界尚清，形态尚规则，肿块周围肝内胆管轻度扩张（图 3-22b，箭头所示为扩张的肝内胆管），彩色多普勒受心跳干扰显示不满意。CEUS 显示肝左外叶病灶于注射 SonoVue™ 2.4 mL 后第 15 s 开始增强，呈整体不均匀高增强（图 3-22c，箭头所示为病灶范围；视频 3-16），周边向中央树枝样填充（图 3-22d，箭头所示为病灶范围），30 s 达峰值，达峰时内可见始终不增强区，35 s 呈等回声（图 3-22e，箭头所示为病灶范围），50 s 开始减退呈稍低回声，门脉期及延迟期始终呈低回声改变（图 3-22f，箭头所示为病灶范围）。CEUS 考虑 ICC 可能大。

上腹部增强 MRI 示肝左叶体积增大，内见团块状异常信号灶，T1WI 低信号，T2WI 混杂信号，大小约 11 cm × 6 cm × 6 cm（图 3-22g、h，箭头所示为病灶范围），动态增强后呈渐进性环形强化（图 3-22i，箭头所示为病灶范围），邻近肝左叶胆管扩张，肝左静脉及门静脉左支显示不清，门静脉期轻度减退（图 3-22j，箭头所示为病灶范围），考虑肝左叶 ICC 侵犯肝左静脉及门脉左支。

该患者行超声引导下肝肿块穿刺活检术，穿刺病理结果示肝内胆管细胞癌。

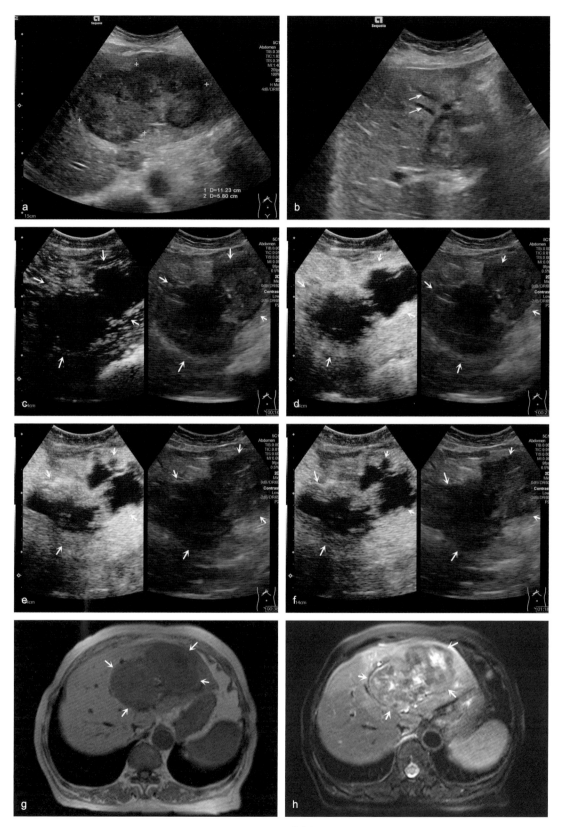

图 3-22　病例 5

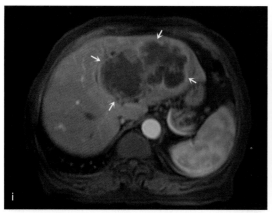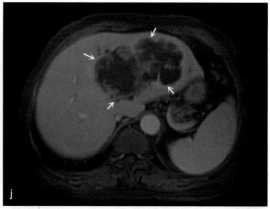

图 3-22（续） 病例 5

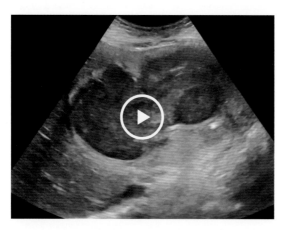

视频 3-15

灰阶超声显示肝左外叶见 11.2 cm×5.8 cm 低回声实质不均质团块

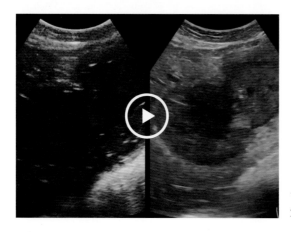

视频 3-16

动脉期-CEUS 显示肝左外叶病灶于注射 SonoVue™ 2.4 mL 后第 15 s 开始增强，呈整体不均匀高增强

（黄备建　曹佳颖　王文平）

· 参考文献 ·

[1] Dietrich C F, Nolsøe C P, Barr R G, et al. Guidelines and good clinical recommendations for contrast-enhanced ultrasound (CEUS) in the liver-update 2020 WFUMB in cooperation with EFSUMB, AFSUMB, AIUM, and FLAUS[J]. Ultrasound Med Biol, 2020, 46(10): 2579-2604.

[2] Lee A J, Chun Y S. Intrahepatic cholangiocarcinoma: the AJCC/UICC 8th edition updates[J]. Chin Clin Oncol, 2018, 7(5): 52.

[3] Saleh M, Virarkar M, Bura V, et al. Intrahepatic cholangiocarcinoma: pathogenesis, current staging, and radiological findings[J]. Abdom Radiol (NY), 2020, 45(11): 3662-3680.

[4] Dong Y, Teufel A, Trojan J, et al. Contrast enhanced ultrasound in mixed hepatocellular cholangiocarcinoma: case series and review of the literature[J]. Dig Liver Dis, 2018, 50(4): 401-407.

[5] 毛枫, 李超伦, 黄备建, 等. 肝内胆管细胞癌超声造影表现 [J]. 中华医学超声杂志 (电子版), 2013, 10(5): 364-367.

第四章
罕见原发性肝恶性肿瘤的超声造影表现

第一节 · 混合细胞性肝癌

一、概述

- 混合细胞性肝癌是一种在肝内或同一个肿瘤内具有肝细胞和胆管细胞分化明确特征的双表型肿瘤，占原发性肝癌的 1.0%~4.7%。
- 混合细胞性肝癌好发于男性。
- 2010 年，世界卫生组织（WHO）消化系统肿瘤分类标准将混合性肝癌分为 3 个亚型，包括经典型（以肝细胞癌成分为主）、中间细胞型和胆管细胞癌为主型。2019 年，世界卫生组织消化系统肿瘤分类标准将具有干细胞特征的混合细胞癌和中间细胞癌独立于混合细胞性肝癌的范畴之外。
- 根治性手术是最佳的治疗方式。进展期混合细胞性肝癌患者可采用 TACE 及化疗等姑息性治疗方法。
- 混合细胞性肝癌恶性程度较高，总体生存率低于肝细胞性肝癌，预后与肝内胆管细胞癌相似。

二、临床表现

- 大多数患者无症状，少数患者可有腹痛、黄疸。
- 乙肝病毒或丙肝病毒可能是相关的致病因素，大部分患者有肝硬化背景。

三、病理

- 混合细胞性肝癌是肝细胞性肝癌、胆管细胞性肝癌和其他结缔组织的混合物，其表现呈广泛多样的组织学特性。
- 肉瘤样转化是混合性肝癌最常见的病理转归。

四、超声表现

（一）常规超声表现

1. 灰阶超声

- 表现为肝内低回声实质团块，内部回声不均匀，形态不规则，边缘模糊，类似于其他原发性肝癌。

2. CDFI

- 病灶内能检测到搏动样的彩色血流信号，并测及阻力指数较高的动脉频谱。

3. 特殊征象

- 部分病灶灰阶超声表现为靶环征，肿块整体呈低回声，中央呈高回声。

（二）超声造影表现

- 动脉期：病灶可呈环形或整体高回声增强。增强模式各异，其表现主要与内部胆管细胞癌成分的多少有关。
- 门脉期：病灶在门脉期早期（注射造影剂后第 40~60 s）即出现减退，门脉期后期及延迟期表现为低回声改变。部分病灶内部可见始终不增强的坏死区。
- 结合 CEUS 的增强消退改变和实验室的血清学指标（AFP 和 CEA、CA19-9 同时增高），有助于提示混合细胞性肝癌的可能。

五、其他影像学表现

（一）CT

- 平扫可发现肝内边界清晰的低或等密度的病灶。
- 增强 CT 可观察到肿块的假包膜和内部大片坏死，有助于其与 HCC 的鉴别。

（二）MRI

- MRI 图像上可因其有或无肝硬化背景而表现各异。
- 在 T2 加权图像上呈稍高密度，其增强模式取决于肿瘤内部细胞和纤维组织的比例，以及肿瘤的大小。
- 增强 MRI 上动脉期增强模式包括环形强化和整体强化。

（三）PET-CT

- 有助于发现其肝外转移性病灶。
- 合并原发性胆汁性肝硬化的混合细胞性肝癌在肿瘤和淋巴结区域可有放射性浓聚，同时伴有 AFP 升高。

六、鉴别诊断

- 混合细胞性肝癌因其有 HCC 的成分，也有 ICC 的成分，因此其影像学表现较类似，影像学鉴别诊断较难。

- 超声引导下的穿刺活检及病理检查有助于确诊。
- 临床上，患者血清学指标与影像学检查表现的倒错，可提示其为混合细胞性肝癌的可能。

病例分享

─── 病例 **1** ───

超声造影动脉期呈"整体不均匀高回声增强"的混合细胞性肝癌

患者，男性，55 岁，既往有慢性乙肝病史。3 个月前无明显诱因下出现右上腹不适，外院彩超及 MRI 均提示肝癌可能性大，同时伴有肝硬化及脾肿大。予以免疫治疗及靶向治疗后，至我院复查。实验室检查示肿瘤指标皆有升高：AFP 14.5 ng/mL，CEA 1.9 ng/mL，CA19-9 35.9 U/mL。

常规灰阶超声显示肝右前叶可见 6.2 cm×5.2 cm 低回声实质团块（图 4-1a，测量标记为病灶范围），边界不清，形态不规则，超声多普勒可测及病灶内部线状彩色血流信号。CEUS 显示肝右叶病灶于注射 SonoVue™ 1.0 mL 后第 13 s 开始增强，呈整体不均匀高回声增强（图 4-1b，箭头所示为病灶范围；视频 4-1），20 s 达峰值，峰值时内部可见 3.6 cm×1.9 cm 始终不增强区，37 s 开始减退（图 4-1c），53 s 呈低回声，门脉期及延迟期均呈低回声改变（图 4-1d）。考虑为肝恶性肿瘤。

该患者在我院行肝中叶部分切除术，手术后病理示混合细胞性肝癌，经典型，肝细胞癌约占 60%，Ⅲ级，伴坏死，周围肝组织见结节性肝硬化（G2S4）。

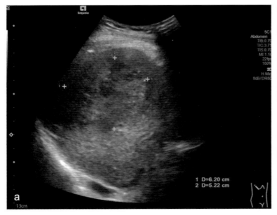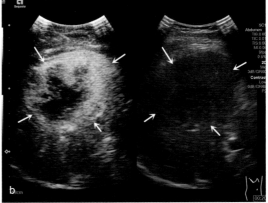

图 4-1 病例 1

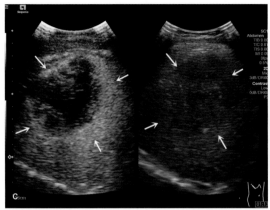 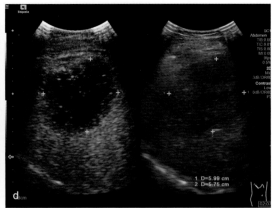

图 4-1（续） 病例 1

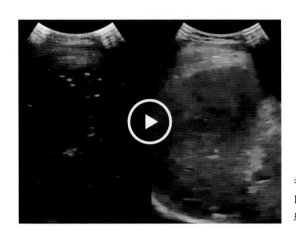

视频 4-1

动脉期-CEUS 显示肝右叶病灶于注射 SonoVue™ 1.0 mL 后第 13 s 开始增强，呈整体不均匀高回声增强

病例 ❷

灰阶超声病灶边界不清且伴癌栓的混合细胞性肝癌

患者，男性，36 岁，既往有慢性乙肝病史。右季肋区疼痛 1 周余，外院彩超及 MRI 检查均提示肝癌可能。实验室检查示肿瘤指标皆有升高：AFP 9.9 ng/mL，CEA 9.1 ng/mL，CA19-9 215.0 U/mL。

灰阶超声显示肝右叶见 7.0 cm×5.8 cm 低回声实质团块（图 4-2a，测量标记为病灶范围；视频 4-2），边界不清，形态不规则，超声多普勒测及病灶内部短线状彩色血流信号（图 4-2b），并可测及高阻力指数（RI：0.82）。门脉右支内径约 1.7 cm，内见 2.3 cm×2.3 cm 稍高回声实质团块（图 4-2c，测量标记为团块范围）。CEUS 显示肝右叶病灶于注射 Sonazoid™ 0.6 mL 后第 15 s 开始增强，呈整体不均匀分枝状高回声增强（视频 4-3），23 s 达峰值（图 4-2d，测量标记为病灶范围），28 s 呈等回声，37 s 开始减退（图 4-2e，箭头所示为病灶范围），50 s 呈低回声，延迟期及血管后期始终呈低回声改变（图 4-2f，测量标记为病灶范围）。超声造影考虑肝内胆管细胞癌可能性大，门静脉右支栓子形成，肝硬化。

同期上腹部增强 MRI 示肝右叶可见大片异常信号影，T1 呈低信号（图 4-2g，箭头所示为病灶范围），T2 呈高信号（图 4-2h，箭头所示为病灶范围），大小约为 7.8 cm×7.3 cm，DWI 呈高信号影，增强后动脉期呈明显不均匀强化（图 4-2i，箭头所示为病灶范围），静脉期呈相对低信号影（图 4-2j，箭头所示为病灶范围）。门静脉主干及右支内示充盈缺损。考虑肝右叶 MT 伴门静脉主干及右支癌栓。

　　该患者在我院行超声引导下肝右叶肿块穿刺活检，镜下显示该病灶由肝细胞肝癌和胆管细胞癌构成，肿瘤细胞有异型性，肝细胞癌呈梁状生长，胆管癌有典型的腺管结构（图 4-2k）（HE 染色，40×），病理结果为低分化癌，倾向混合细胞性肝癌－胆管细胞癌为主。

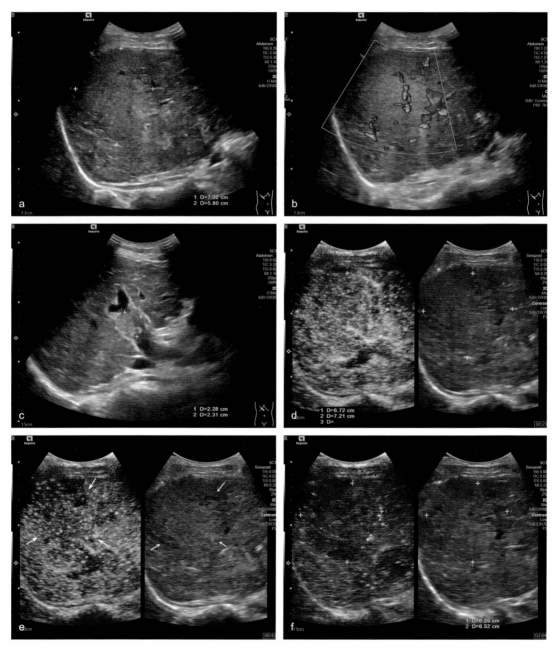

图 4-2　病例 2

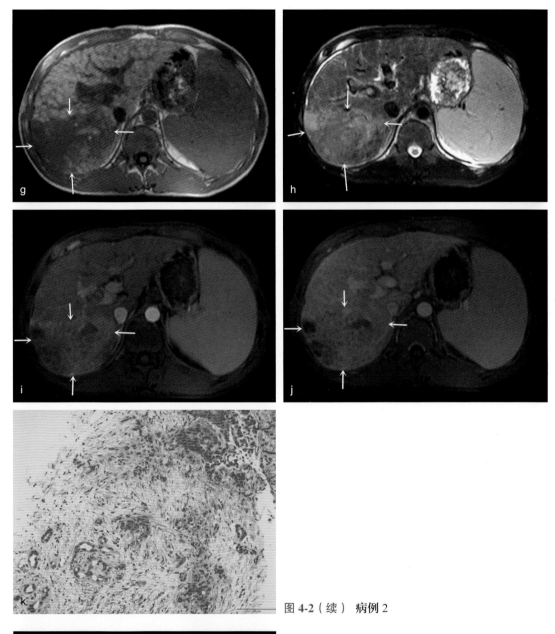

图 4-2（续） 病例 2

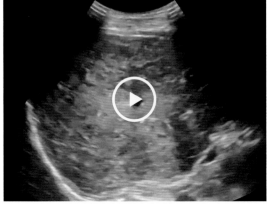

视频 4-2

灰阶超声显示肝右叶见 7.0 cm×5.8 cm 低回声实质团块

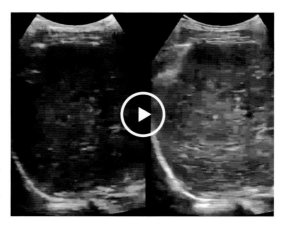

视频 4-3
动脉期－CEUS 显示肝右叶病灶于注射 Sonazoid™
0.6 mL 后第 15 s 开始增强，呈整体不均匀分枝状
高回声增强

病例 ③

超声造影动脉期呈"整体高回声增强"的小于 3 cm 的混合细胞性肝癌

患者，男性，63 岁，既往有慢性乙肝病史。"原发性肝癌"术后 4 年余，体检发现肝占位 1 周。实验室检查示该患者肿瘤指标均增高：AFP 5.2 ng/mL，CEA 4.9 ng/mL，CA19-9 62.7 U/mL。

灰阶超声显示肝右前叶近膈顶部见 2.6 cm × 1.9 cm 低回声实质团块（图 4-3a，测量标记为病灶范围），边界不清，形态不规则，CDFI 示病灶内部未测及明显彩色血流信号。CEUS 显示肝右叶病灶于注射 Sonazoid™ 0.6 mL 后第 15s 开始增强，呈整体不均匀高回声增强（图 4-3b，箭头所示；视频 4-4），24 s 达峰值，33 s 呈等回声，53 s 开始轻度减退（图 4-3c，测量标记为病灶范围），127 s 呈稍低回声，延迟期及血管后期始终呈稍低回声改变（图 4-3d，测量标记为病灶范围；视频 4-5）。CEUS 考虑为肝右叶恶性肿瘤。

该患者在我院行肝右叶部分切除术。术后病理为混合细胞性肝癌，其中肝细胞癌，Ⅱ级，约占 70%；胆管细胞癌，Ⅱ级，约占 30%，周围肝组织见结节性肝硬化。

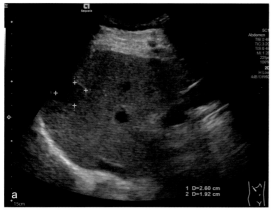
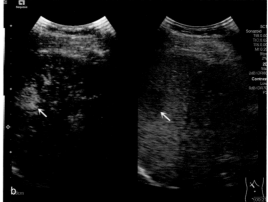

图 4-3　病例 3

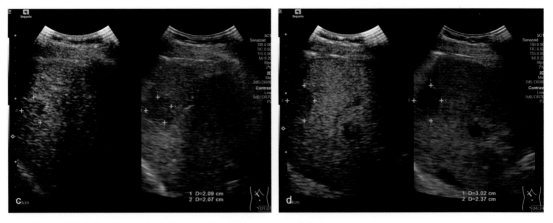

图 4-3（续） 病例 3

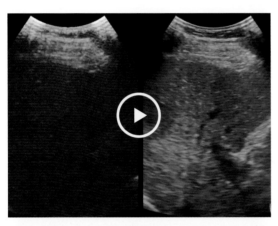

视频 4-4

动脉期-CEUS 显示肝右叶病灶于注射 Sonazoid™ 0.6 mL 后第 15 s 开始增强，呈整体不均匀高回声增强

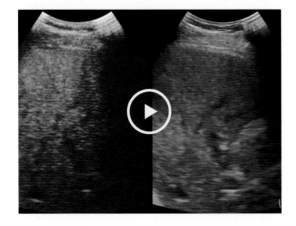

视频 4-5

延迟期及血管后期始终呈稍低回声改变

病例 ④

中间细胞型混合性肝癌

患者，女性，63 岁，既往无肝炎或肝硬化病史。体检发现肝占位 3 天。实验室检查示：AFP 1628.0 ng/mL，CEA 2.9 ng/mL，CA19-9 830.0 U/mL。

灰阶超声显示肝右叶见 11.5 cm×9.0 cm 低回声实质团块（图 4-4a，游标所示为病灶范围），边界不清，形态不规则，周边见扩张的小胆管与之相连。CDFI 可在病灶内部测及分枝状的彩色血流信号，并可测及高阻力指数的动脉频谱，RI：0.59~0.68。CEUS 显示肝右叶病灶于注射 SonoVue™ 1.0 mL 后第 23 s 开始增强，呈整体不均匀高回声增强（图 4-4b，箭头所示为病灶范围；视频 4-6），37 s 达峰值（图 4-4c，箭头所示为病灶范围），53 s 开始减退（图 4-4d，箭头所示为病灶范围），门脉期及延迟期始终呈低回声改变。考虑为肝右叶胆管细胞癌可能性大。

该患者在我院行超声引导下肝肿块穿刺活检术。术后病理示该肿块为混合细胞性肝癌 – 胆管细胞癌（中间细胞型）。

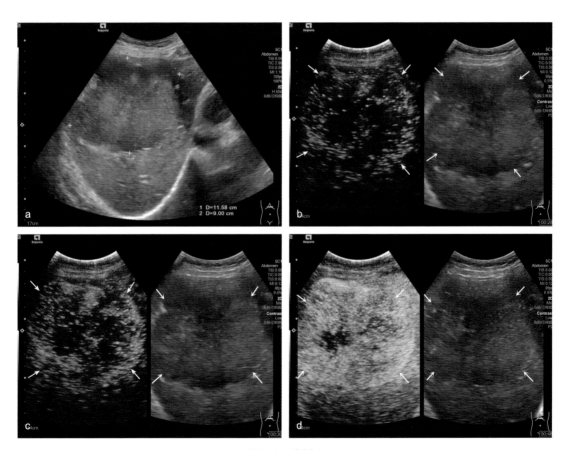

图 4-4　病例 4

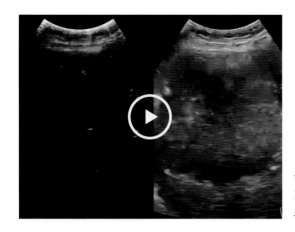

视频 4-6

动脉期－CEUS 显示肝右叶病灶于注射 SonoVue™ 1.0 mL 后第 23 s 开始增强，呈整体不均匀高回声增强

（王文平　董怡　陆清）

· 参考文献 ·

[1] Nagtegaal I D, Odze R D, Klimstra D, et al. WHO Classification of Tumours Editorial Board. The 2019 WHO classification of tumours of the digestive system[J]. Histopathology, 2020, 76(2):182-188.

[2] Kim T H, Kim H, Joo I, et al. Combined hepatocellular-cholangiocarcinoma: Changes in the 2019 World Health Organization Histological Classification System and potential impact on imaging-based diagnosis[J]. Korean J Radiol, 2020, 21(10): 1115-1125.

[3] Dong Y, Teufel A, Trojan J, et al. Contrast enhanced ultrasound in mixed hepatocellular cholangiocarcinoma: Case series and review of the literature[J]. Dig Liver Dis, 2018, 50:401-407.

第二节·纤维板层样肝癌

一、概述

- 纤维板层样肝癌是肝癌的一种罕见特殊类型，因间质呈现层状排列的大量胶原纤维而得名。
- 最早于 1956 年由 Hugh Edmondson 报道，曾被命名为嗜伊红细胞癌伴板层状纤维化、伴纤维间质的多边形肝细胞癌、伴间质纤维化的肝细胞癌等。1985 年正式命名为"纤维板层样肝癌"。
- 病因目前尚不清楚，与肝硬化、乙型肝炎并无直接关系。
- 亚洲发病率较欧美略高。
- 常见于年轻人，发病平均年龄 24.6 岁。男女无明显性别差异。
- 其生长较普通原发性肝癌缓慢，病史较长，血清肿瘤标志物都在正常范围内。
- 目前治疗大多以手术切除为主。

二、病理

- 镜下癌细胞较大，多呈多边形，界限清楚，具有颗粒状嗜伊红胞质，胞质丰富，内含大量深染的嗜酸性颗粒。胞核呈囊泡状，染色质集中在核周围，核仁明显。
- 镜下最明显的特点是该肿瘤基质细胞少，以胶原纤维为主。癌灶之间出现大量平行排列的板层状纤维基质。

三、超声表现

（一）常规超声表现

- 病灶体积较大，表现为正常肝背景下的单发实质性病灶，多位于肝左叶，质地较硬，呈膨胀性生长，界限清楚，无包膜或有假包膜。
- 病灶内部可呈低回声或混合回声（图 4-5a），大部分病灶内见条索状或片状高回声区，其中央的放射状瘢痕灶呈低回声。
- 病灶后方常伴有回声衰减，部分病灶内可见钙化样强回声。
- 彩色多普勒显示病灶内彩色血流信号较丰富（图 4-5b），血管管径粗细不均，走行扭曲。部分病灶可见包膜下粗大血管。

（二）超声造影表现

- 动脉期：病灶表现为整体不均匀高回声增强，部分病灶达峰时内部可见不增强的中央瘢痕（图 4-5c）。
- 门脉期：病灶快速消退，表现为低回声。延迟期始终呈低回声改变（图 4-5d）。

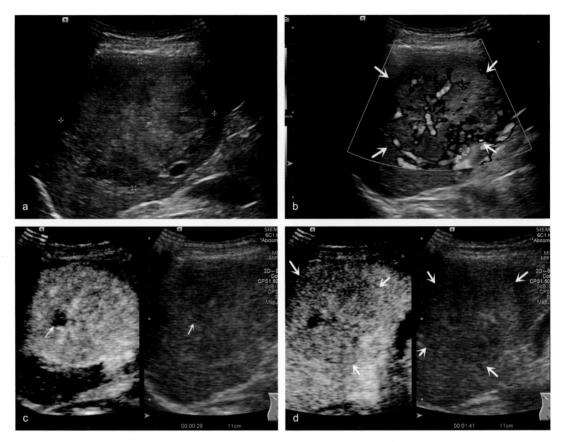

图 4-5　经手术及病理证实的纤维板层样肝癌

灰阶超声呈不均匀稍低回声团块（a. 测量标记为病灶范围），彩色多普勒示肿块周边及内部丰富彩色血流信号（b. 箭头所示为病灶范围），超声造影动脉期病灶呈整体不均匀高回声增强，中央区域可见始终不增强的瘢痕（c. 箭头所示），门脉期肿块呈稍低回声（d. 箭头所示为病灶范围）

四、其他影像学表现

（一）CT

- 病灶多表现为边界清楚的低密度区、条索状结构和坏死区，瘤内钙化是其特点。

（二）MRI

- 病灶表现为 T1WI 低信号，T2WI 高信号，中央瘢痕区均呈低信号。

（三）增强 CT/MRI

- 肿瘤实质早期增强，纤维隔呈相对低密度，延迟扫描中央瘢痕更明显。

五、鉴别诊断

（一）肝局灶性结节样增生（FNH）

- 二者在 CEUS 动脉期皆可表现为中央瘢痕。

- 但纤维板层样肝癌具有恶性病灶的特点，CEUS 表现为快进快出，门脉期和延迟期始终呈低回声改变。而 FNH 为良性病变，超声造影表现为动脉期离心状高回声增强，门脉期和延迟期始终不减退，表现为等回声或稍高回声增强。

（二）肝细胞性腺瘤

- 两者均无肝硬化背景，病灶可较大，肿块内可出现钙化样稍高回声区，也可出现包膜下粗大血管。
- 肝腺瘤 CEUS 后病灶内无不增强的中央瘢痕出现，一般表现为"快进同退"，与纤维板层样肝癌"快进快出"的表现不同。

病例分享

病例 ❶

超声造影动脉期呈"整体不均匀增强"的纤维板层样肝癌

患者，男性，16 岁，既往无乙肝病史。患者于去年 10 月底因腹痛至本院急诊查得胆管梗阻，置入支架，同时 CT 平扫查出肝右叶占位。今年 3 月支架取出，今年 5 月复查 MRI 示肝右叶实质占位，考虑肝腺瘤或高分化 HCC。实验室检查无殊，肿瘤标志物均在正常范围内。

常规灰阶超声示肝右后叶见 6.0 cm × 4.3 cm 稍低回声实质不均质团块（图 4-6a，箭头所示为病灶范围），边界尚清，形态尚规则，彩色多普勒示病灶内部可见较丰富短线状彩色血流信号（图 4-6b，箭头所示为病灶范围；视频 4-7），可测及动脉频谱，RI 0.58（图 4-6c）。CEUS 显示肝右后叶病灶于注射超声造影剂 SonoVue™ 1.0 mL 后第 8 s 开始增强，呈整体不均匀高回声增强（图 4-6d，箭头所示为病灶范围），12 s 达峰值（图 4-6e，箭头所示为病灶范围；视频 4-8），15 s 呈等回声（图 4-6f，箭头所示为病灶范围），25 s 开始减退（图 4-6g，箭头所示为病灶范围），门脉期（图 4-6h，箭头所示为病灶范围；视频 4-9）及延迟期（图 4-6i，箭头所示为病灶范围）均呈稍低回声改变，病灶中央见始终不增强区。考虑肝右叶局灶性结节样增生可能。

增强 MRI 示肝右叶可见大小 5.1 cm × 6.0 cm × 5.6 cm 团块状异常信号影，呈 T1WI 稍低信号（图 4-6j，箭头所示为病灶范围），T2WI 等高信号（图 4-6k，箭头所示为病灶范围），DWI 高信号，中央见裂隙状 T1WI 低信号、T2WI 混杂信号，增强后动脉期明显不均匀强化（图 4-6l，箭头所示为病灶范围），门脉期及延迟期强化减退（图 4-6m、n，箭头所示为病灶范围），邻近肝内胆管轻度扩张，邻近肝实质可见异常灌注。MRI 考虑肝右叶腺瘤或高分化 HCC。

患者随即于我院肝外科行部分肝段切除术，术中示肝肿块位于肝右叶Ⅵ、Ⅶ段，大小约 6.5 cm × 5.5 cm × 5.0 cm，界清，质硬，无包膜，肝门部淋巴结无肿大，门脉无栓子。术后肝肿块大体标本呈灰白灰黄结节状，质中界尚清，部分区见包膜，周围肝呈土黄色细腻。结合免疫组化结果，符合纤维板层样肝细胞肝癌。

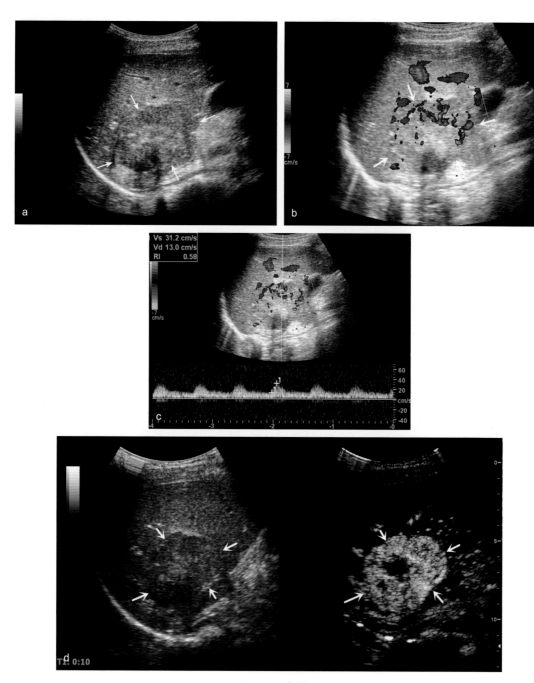

图 4-6　病例 1

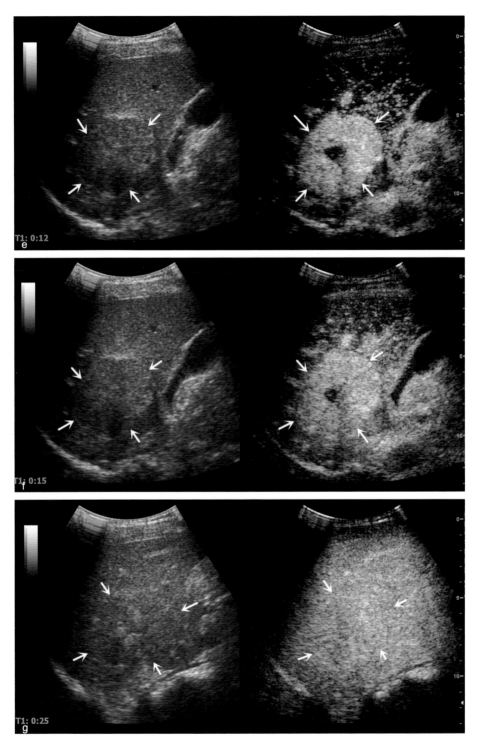

图 4-6（续） 病例 1

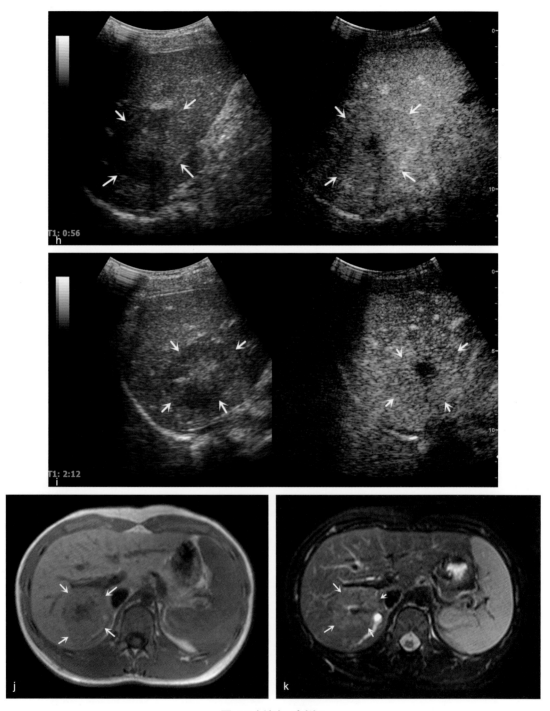

图 4-6（续） 病例 1

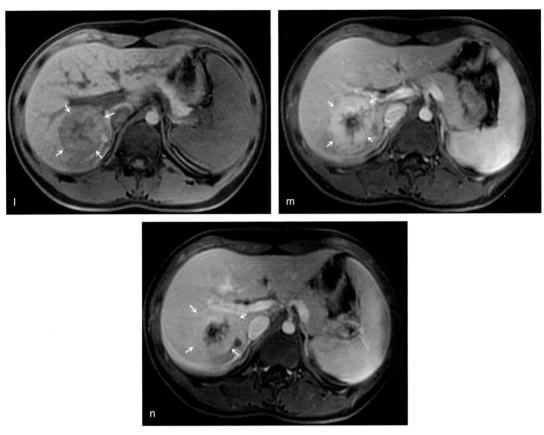

图 4-6（续） 病例 1

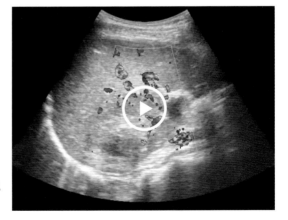

视频 4-7
彩色多普勒示病灶内部可见较丰富短线状彩色血流
信号

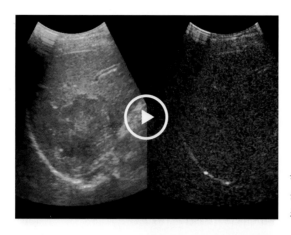

视频 4-8

动脉期-CEUS 显示肝右后叶病灶于注射超声造影剂 SonoVue™ 1.0 mL 后第 8 s 开始增强，呈整体不均匀高回声增强，12 s 达峰值

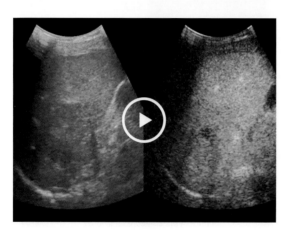

视频 4-9

门脉期呈稍低回声改变

（董怡　毛枫　王文平）

◆ 参考文献 ◆

[1] Dong Y, Wang W P, Mao F, et al. Imaging features of fibrolamellar hepatocellular carcinoma with contrast-enhanced ultrasound[J]. Ultraschall Med, 2021, 42 (3): 306-313.

[2] Chapuy C I, Sahai I, Sharma R, et al. Hyperammonemic encephalopathy associated with fibrolamellar hepatocellular carcinoma: case report, literature review, and proposed treatment algorithm[J]. Oncologist, 2016, 21(4): 514-520.

[3] Chakrabarti S, Tella S H, Kommalapati A, et al. Clinicopathological features and outcomes of fibrolamellar hepatocellar carcinoma[J]. J Gastrointest Oncol, 2019, 10(3): 554-561.

第三节 · 肝肉瘤

一、概述

- 肝肉瘤又称肝脏恶性间叶组织肿瘤，是起源于肝脏间叶组织的罕见恶性肿瘤。
- 主要有以下几种病理类型：
  - 血管肉瘤，最常见
  - 平滑肌肉瘤
  - 上皮样血管内皮瘤
  - 癌肉瘤
- 更少见的有未分化胚胎肉瘤、横纹肌肉瘤、恶性纤维组织细胞瘤、脂肪肉瘤、纤维肉瘤等。
- 根据肝肉瘤的生长方式，可分为 4 种类型：
  - 多发结节型
  - 单发结节型
  - 大结节伴周边卫星灶型
  - 弥漫性浸润型
- 除肝脏上皮样血管内皮瘤为低度恶性，其余肝肉瘤恶性程度较高，发现时多伴肝外转移。其对放化疗敏感性差，治疗上主张手术切除，整体预后较差。

二、临床表现和实验室检查

- 临床表现：不典型，术前诊断率较低。因肿瘤生长过快可导致上腹胀痛不适、食欲不振、体重下降等症状。
- 实验室检查：肝功能、肝炎指标及血清肿瘤标志物多为阴性。

三、病理

- 肿瘤外周的肿瘤细胞增殖活跃，形成大量的动静脉瘘，而内部含有黏液性或致密纤维性基质。随着疾病进展，肿瘤中央逐渐变性坏死囊性变。
- 癌肉瘤中癌细胞最多见的是肝细胞肝癌，也可见其他癌组织成分，例如胆管细胞癌、腺癌、神经内分泌癌等。

四、超声表现

（一）常规超声表现

1.灰阶超声
- 肝内散在多发占位、单发占位、大病灶周边合并子灶或弥漫浸润型多发病灶。
- 病灶表现为不均匀低回声团块，界不清，形态不规则，内部常伴有不规则出血坏死，部分内可见钙化（图 4-7a）。

- 病灶周围肝组织回声正常。
- 肝上皮样血管内皮瘤大多分布于肝包膜下，尤其是 >2 cm 的病灶。
- 由于肝癌肉瘤中的肉瘤成分可能出现骨化等特定分化，因此部分病灶内可出现粗大强回声，是肝癌肉瘤较特异性的超声表现。

2. CDFI

- 大多肝肉瘤实质部分可测及丰富的彩色血流信号，内部可测及高阻力指数的动脉频谱（图 4-7b）。
- 肝癌肉瘤常伴门静脉或肝静脉癌栓。

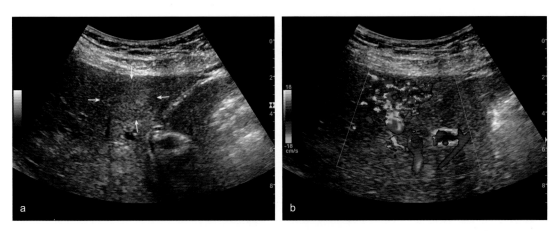

图 4-7 血供丰富的肝血管肉瘤

灰阶超声示肝左内叶等回声实质占位，边界不清，形态不规则（a.箭头所示为病灶范围），CDFI 测及肿块内部极丰富彩色血流信号（b）。该病灶经手术后病理证实为肝血管肉瘤

（二）超声造影表现

- 动脉期：较大病灶呈周边环状高回声增强或周边结节状高回声增强，中央出血坏死部分始终未见增强。较小病灶由于其内部尚未出现明显出血坏死，动脉期也可表现为均匀高回声增强。
- 门脉期：快速消退呈低回声增强，延迟期始终呈低回声增强。

五、其他影像学检查

（一）CT

- 肝肉瘤常表现为边界清晰的不均质低密度病灶，多发时可相互融合呈大病灶。
- 增强后，较小的病灶可呈现为富血供病灶，较大病灶可表现为周边明显强化的富血供病灶。

（二）MRI

- 由于生长迅速，因此病灶内多存在瘤内出血，T1WI 和 T2WI 多表现为高低混合信号（瘤内出血和坏死信号)。

- 增强扫描后病灶内实质存活部分常出现动脉期不均匀轻度强化,同时伴有延迟期渐进增强。较大肿瘤中央区域始终无强化,这表明病灶中心为中央坏死和纤维化改变。

六、鉴别诊断

(一)肝血管瘤

- 血管肉瘤与血管瘤在病理上具有相似的血管结构,其在动脉期与血管瘤表现为类似的周边结节状向心性增强模式。
- 通过门脉期及延迟期病灶是否消退呈低回声增强可鉴别。

(二)肝细胞肝癌

- 分化差及内部有坏死的较大肝细胞肝癌,动脉期表现为病灶周边环状高回声增强,内部伴有片状不增强区,门脉期及延迟期消退呈低回声改变,与肉瘤的超声造影表现相似。
- 结合患者的临床资料,如明确的乙肝病史、超声显示肝硬化背景、血清 AFP 升高等,有助于鉴别诊断。

(三)转移性肝癌

- 肝肉瘤动脉期呈周边环状高增强,易与转移性肝癌相混淆。
- 一般转移性肝癌消退更早,在动脉期晚期或门脉期早期出现消退。
- 结合患者既往恶性肿瘤病史以及实验室血清肿瘤标志物检查结果,有助于鉴别。

(四)肝包虫病或肝脓肿

- 较大的肝肉瘤病灶由于内部常出现出血坏死,也可表现为厚壁囊性病灶,需与包虫病及肝脓肿相鉴别。
- 可以通过观察病灶厚壁中是否存在扭曲的血管来鉴别。
- 应结合患者的流行病学接触史。

病例分享

病例 ❶

整体不均匀高回声增强的肝平滑肌肉瘤

患者,男性,37 岁,既往无慢性肝病史。3 天前因腹痛至当地医院,超声检查示肝多发实质占位,考虑恶性肿瘤。当日查胸部 CT 示双肺多发结节,转移瘤可能。血常规、肝功能、AFP、CEA 及 CA-199 均在正常范围内。遂至我院行进一步检查。查腹部超声及肝 CEUS,示肝内见多个稍高回声及稍低回声实质团块,最大位于尾状叶(图 4-8a,箭头所示为病灶范围;视频 4-10),大小约 13.6 cm×6.9 cm×8.2 cm,边界欠清,向脏面延伸,CDFI 示肿块内部短线状彩色血流信号,PD 测及动脉血流,RI 0.71(图 4-8b)。CEUS 显示肝尾状叶病灶于注射超声造影剂 SonoVue™ 1.5 mL 后第 18 s 开始增强，呈整体不均匀高回声增强（图 4-8c，箭头所示为病灶范围；视频 4-11），24 s 达峰值，32 s 呈等回声（图 4-8d，箭头所示为病灶范围），40 s 开始消退呈稍低回声，门脉期（图 4-8e，箭头所示为病灶范围）及延迟期（图 4-8f，箭头所示为病灶范围）均呈低回声改变。肝内其余病灶肿块均呈类似增强及消退改变（图 4-8g，箭头所示为另一病灶）。考虑肝多发恶性肿瘤，原发性可能大。该患者行超声引导下肝肿块穿刺活检，术后病理为梭形细胞肿瘤，结合免疫组化结果，符合肝平滑肌肉瘤。

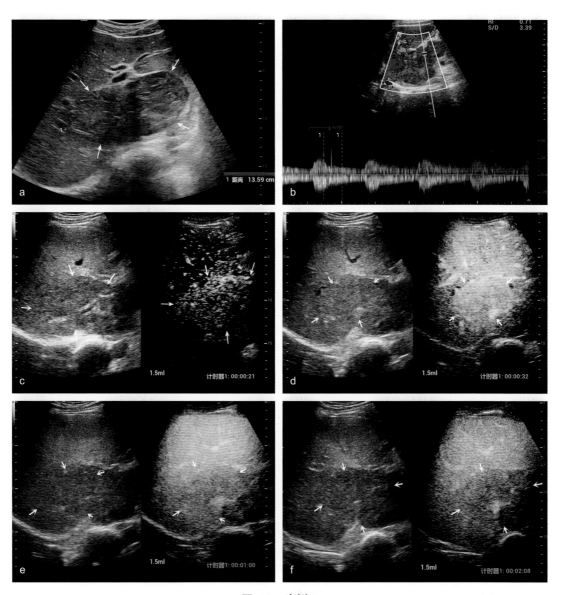

图 4-8　病例 1

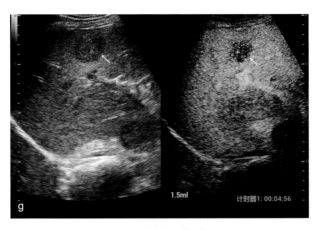

图 4-8（续） 病例 1

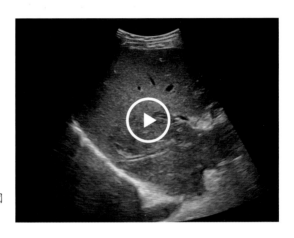

视频 4-10
常规超声示肝内见多个稍高回声及稍低回声实质团块，最大位于尾状叶

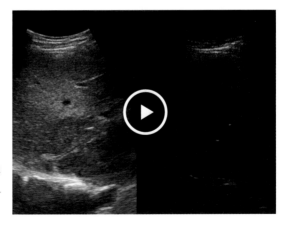

视频 4-11
动脉期–CEUS 显示肝尾状叶病灶于注射超声造影剂 SonoVue™ 1.5 mL 后第 18 s 开始增强，呈整体不均匀高回声增强

病例 ❷
病例 ❷
整体不均匀高增强的肝癌肉瘤

患者，女性，57 岁，既往有慢性乙肝病史十余年。15 天前无明显诱因出现右上腹胀痛不适，就诊于当地医院，查血 AFP>1 210 ng/mL，其余实验室指标均正常。查腹部 CT 示肝占位，原发性肝癌与转移性肿瘤待鉴别。遂转诊至我院，常规超声示肝右叶见 7.5 cm×6.9 cm 稍低回声不均质实质团块（图 4-9a，箭头所示为病灶范围；视频 4-12），边界尚清，形态尚规则，CDFI 示内部线状彩色血流信号。CEUS 显示肝右叶病灶于注射超声造影剂 SonoVue™ 2.4 mL 后第 18 s 开始增强，呈整体不均匀高回声增强（图 4-9b，箭头所示为病灶范围），27 s 达峰值（图 4-9c，箭头所示为病灶范围；视频 4-13），60 s 呈等回声，75 s 开始消退呈稍低回声，门脉期及延迟期（图 4-9d、e，箭头所示为病灶范围）均呈低回声改变。CEUS 考虑该病灶为肝恶性肿瘤。

患者于我院肝外科行部分肝段切除术，术中示肝肿块位于肝右叶 Ⅵ、Ⅶ、Ⅷ 段，大小约 9 cm×7 cm×7 cm，界清，质硬，门脉无栓子。术后大体标本切面呈灰白灰黄，质稍软，部分呈灰红质软。病理示肿瘤组织部分呈巢状及梁状排列，部分呈腺样排列，其间夹杂梭形细胞成分，结合免疫组化结果，考虑癌肉瘤，癌成分约占 80%，为肝细胞肝癌，Ⅱ～Ⅲ 级，伴灶性区神经内分泌分化，肉瘤成分约占 20%，部分区呈肌样分化。

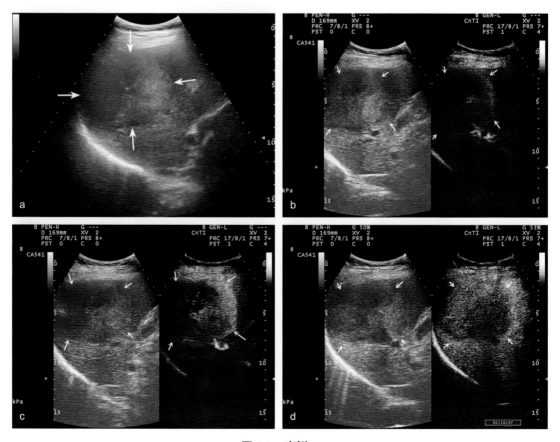

图 4-9 病例 2

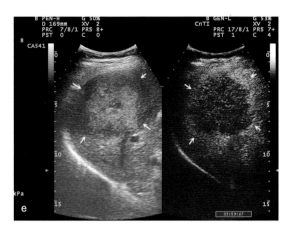

图 4-9（续） 病例 2

视频 4-12

常规超声示肝右叶见 7.5 cm×6.9 cm 稍低回声不均质实质团块

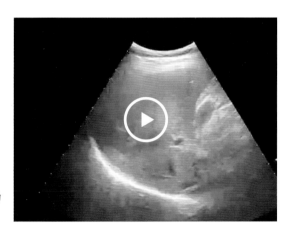

视频 4-13

动脉期-CEUS 显示肝右叶病灶于注射超声造影剂 SonoVue™ 2.4 mL 后第 18 s 开始增强，呈整体不均匀高回声增强，27 s 达峰值

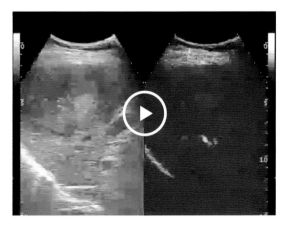

病例 ❸

肝胚胎性肉瘤

患者，男性，46 岁，体检发现肝占位 20 天。患者一般情况良好，否认既往有肝炎或其他肝病史。查血常规、肝功能、AFP、CEA 及 CA-199 均正常。

灰阶超声检查示肝左叶见 14.4 cm×10.0 cm 囊实性团块，边界尚清，形态不规则，内部回声呈结节状分布不均匀（图 4-10a，测量标记为病灶范围；视频 4-14），其周边及内部可见肿块周边有数条扩张的小胆管，内径约 0.3 cm。彩色多普勒显示病灶内可见少许短线状彩色血流信号，可测及动脉频谱，RI 0.76。CEUS 显示肝左叶病灶于注射超声造影剂 SonoVue™ 2.4 mL 后第 14 s 开始增强，呈树枝样缓慢由周边向内填充（图 4-10b，箭头所示为病灶范围），27 s 达峰值（图 4-10c，箭头所示为病灶范围；视频 4-15），呈整体不均匀高回声增强，峰值时回声强度低于周边肝实质，第 50 s 开始消退呈低回声，门脉期（图 4-10d，箭头所示为病灶范围）及延迟期（图 4-10e，测量标记为病灶范围）均呈低回声改变。超声造影考虑该病灶为肝内胆管细胞源性恶性肿瘤。MRI 示肝尾状叶、左叶及左右叶交界处可见多枚结节灶（图 4-10f，箭头所示为病灶范围），T2 不均匀高信号（图 4-10g，箭头所示为病灶范围），DWI 高信号，大小约 7.0 cm×6.8 cm，增强后病灶动脉期延迟强化（图 4-10h，箭头所示为病灶范围），门脉期（图 4-10i，箭头所示为病灶范围）及延迟期（图 4-10j，箭头所示为病灶范围）呈相对低信号，肝中静脉及门静脉左支显示不清，肝左叶胆管扩张，另肝右后叶见结节状 T1 低、T2 高信号灶，增强后动脉早期结节状增强，延迟期高信号。考虑肝多发恶性肿瘤累及肝中静脉及门脉左支，伴肝左叶胆管扩张；肝右后叶血管瘤。

患者在我院行超声引导下肝肿块穿刺活检，病理提示穿刺组织部分为凝固型坏死物，部分为梭形细胞及明显异型细胞，间质黏液样，部分异型大细胞胞质内可见嗜酸性小球，结合免疫组化结果，考虑间叶源性恶性肿瘤（高级别肉瘤），倾向胚胎性肉瘤。

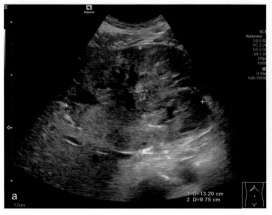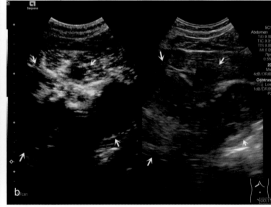

图 4-10　病例 3

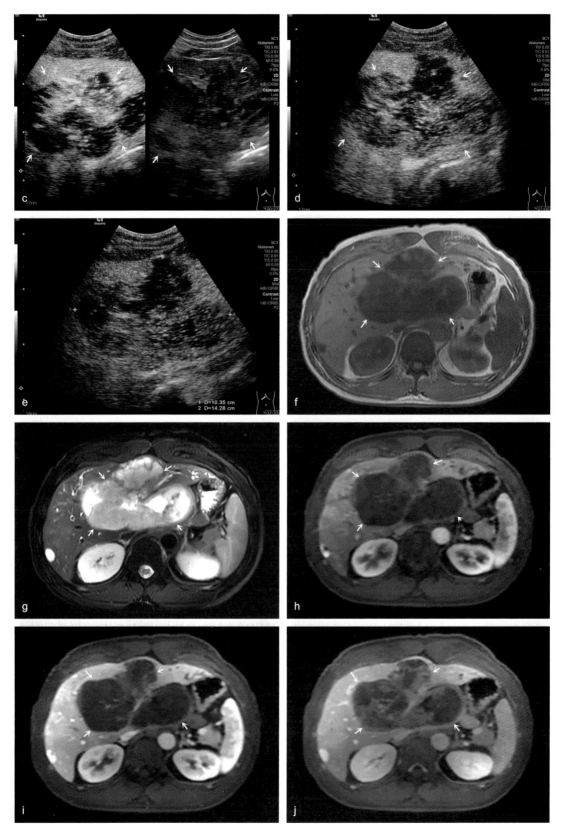

图 4-10（续） 病例 3

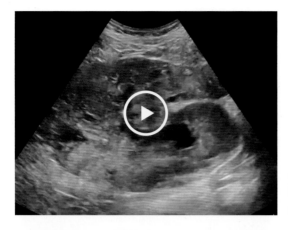

视频 4-14
灰阶超声检查示肝左叶见 14.4 cm×10.0 cm 囊实性团块，边界尚清，形态不规则，内部回声呈结节状分布不均匀

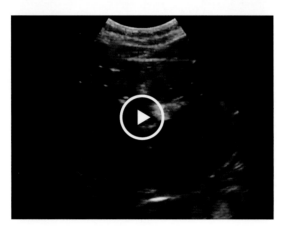

视频 4-15
动脉期 - 超声造影显示肝左叶病灶于注射超声造影剂 SonoVue™ 2.4 mL 后第 14 s 开始增强，呈树枝样缓慢由周边向内填充，27 s 达峰值

（陆清　曹佳颖　王文平）

❖ 参考文献 ❖

[1] Martins A C A, Costa Neto D C D, Silva J D D E, et al. Adult primary liver sarcoma: systematic review[J]. Rev Col Bras Cir, 2020, 47: e20202647.

[2] Ling W, Qiu T, Ma L, et al. Contrast-enhanced ultrasound in diagnosis of primary hepatic angiosarcoma[J]. J Med Ultrason (2001), 2017, 44(3): 267-270.

[3] Claudon M, Dietrich C F, Choi B I, et al. Guidelines and good clinical practice recommendations for contrast enhanced ultrasound (CEUS) in the liver-update 2012 a WFUMB-EFSUMB initiative in cooperation with representatives of AFSUMB, AIUM, ASUM, FLAUS and ICUS[J]. Ultrasound Med Biol, 2013, 39(2): 187-210.

[4] Lazăr D C, Avram M F, Romoșan I, et al. Malignant hepatic vascular tumors in adults: Characteristics, diagnostic difficulties and current management[J]. World J Clin Oncol, 2019, 10(3): 110-135.

[5] Dong Y, Wang W P, Cantisani V, et al. Contrast-enhanced ultrasound of histologically proven hepatic epithelioid hemangioendothelioma[J]. World J Gastroenterol, 2016, 22(19): 4741-4749.

第五章
常见肝良性肿瘤的超声造影表现

第一节 · 肝血管瘤

一、概述

- 肝血管瘤是肝脏最常见的良性肿瘤。有学者认为，血管瘤并非严格意义上的肿瘤，国际脉管性疾病研究学会将海绵状血管瘤纳入脉管畸形中的静脉畸形范畴。
- 普通人群的发病率为 0.4%~20%，尸检检出率为 0.4%~7.4%。
- 发病机制尚不完全清楚，属先天性发育异常。
- 肝血管瘤有以下五种类型：
  - 海绵状血管瘤：最多见
  - 硬化性血管瘤
  - 毛细血管瘤
  - 婴儿型血管瘤
  - 伴有毛细血管增生的肝血管畸形

二、临床表现

- 可发生于任何年龄段，40~60 岁是发病高峰。
- 肝血管瘤一般生长缓慢，临床一般无特殊症状，常由影像学检查发现。

三、病理

- 镜下表现：主要为毛细血管迂曲扩张，形成血窦，血窦壁厚薄不均，有内皮细胞覆盖，血窦腔可有纤维组织分隔，腔内可有血栓形成。

四、超声表现

常规超声或 CEUS 是诊断肝血管瘤的首选影像学方法，其次是增强 MRI 和 CT。肝血管瘤的影像学诊断准确性可达 95%，不需进一步的穿刺活检来确诊。肝血管瘤主要由肝动脉供血，CEUS 表现与增强 CT/MRI 的表现相似。

（一）常规超声表现

1. 灰阶超声

- 大部分肝血管瘤灰阶超声表现为高回声实质团块，边界清晰，形态规则，内部回声分布尚均匀（图 5-1a）。
- 部分肝血管瘤病灶中央可见细小管状间隔或点状低至无回声区，呈细筛网状。
- 少部分肝血管瘤病灶呈高低混合回声型（图 5-2a）或低回声实质团块，周围有稍高回声带，与肝组织分界清晰。
- 超声扫查时，改变体位或探头加压可引起肝血管瘤回声及形态变化，有一定的诊断参考价值。
- 弥漫性肝病背景下，如严重脂肪肝或肝硬化时，对肝血管瘤病灶的检出造成一定的困难。

2. 彩色多普勒超声

- 肝血管瘤虽含丰富的血液，但瘤内血流速度缓慢，彩色多普勒超声难以显示病灶内彩色血流信号（图 5-1b）。
- CDFI：多数病灶在内部或周边部显示点状或短线状血流信号，主要为门静脉血流，少数可测及低阻低速的动脉血流，RI<0.60。

（二）超声造影表现

- 肝血管瘤 CEUS 表现与其病理特征及血流动力学密切相关，血窦腔大小不一为多数血管瘤病理表现，肝动脉进入瘤体内后压力下降，致使血流缓慢，这一结构特征在 CEUS 时大部分表现为"快进不退"。
  - 动脉期：病灶周边呈环状（图 5-1c）或结节状（图 5-1d）、团块状（图 5-3d）高回声增强，缓慢向心性填充。
  - 病灶在门脉期和延迟期持续增强，呈等回声或高回声。
- 不同大小的肝血管瘤 CEUS 方式：
  - 直径 >5 cm 的巨大肝血管瘤：门脉期和延迟期不完全填充的占较大比例，存在灌注缺损的原因可能在于大血管瘤更容易出现瘤内出血、血栓形成、纤维化和钙化等情况（图 5-1e，图 5-3e）。
  - 直径在 2~5 cm 间的肝血管瘤：多数表现为典型的增强方式（图 5-2）。
  - 直径 ≤ 2 cm 的肝血管瘤：动脉期增强表现大多为整体均匀高回声增强，门脉期和延迟期持续高回声增强（图 5-4）。
- 常规超声或 CEUS 是诊断血管瘤的首选影像学方法，CEUS 对肝血管瘤动脉期周边结节状高回声增强、门脉期完全填充至整个病灶的敏感性可达 98%（91%~100%）。

- CEUS 定量分析：对注射造影剂后，肝血管瘤病灶内造影剂强度通过时间 - 强度曲线进行量化，通过曲线拟合得到一系列定量参数，有助于不典型肝血管瘤的诊断。

五、其他影像学表现

（一）CT

- CT 平扫：肝血管瘤多为低密度病灶，边界清晰，少数因具有脂肪肝背景呈等密度或高密度。
- 动脉期：病灶周边呈结节状或球状强化，伴进行性向心强化。
- 门脉期和延迟期：病灶增强持续渐进性填充，呈高密度或等密度。
- 较大血管瘤内部可因伴有纤维化、血栓或坏死，而表现为局部增强缺失。

（二）MRI

- MRI：肝血管瘤病灶表现为 T1 低信号、T2 高信号，边界清楚，内部信号均匀，呈特征性的"球泡征"样高信号（图 5-1）。
- 动脉期：病灶呈边缘结节状强化，门脉期和延迟期渐进性强化（图 5-1）。

六、鉴别诊断

肝血管瘤在正常人群中发病率较高。对于 HCC、肝转移瘤或其他肝病的高危患者，明确诊断肝血管瘤与肝恶性肿瘤是临床治疗管理的关键。此外，还需要与肝血管肉瘤、肝脓肿和肝腺瘤鉴别。

（一）HCC

- HCC 患者通常有慢性肝病史，病灶周边肝脏表现为慢性肝炎和肝硬化。
- 患者血清 AFP 出现升高。
- HCC 病灶往往以低回声为主，形态不规则，边界不清，内部回声分布不均匀，较大的肿瘤可能发生门静脉癌栓。
- CDFI：HCC 内部及周边可测及丰富的彩色血流信号。
- CEUS：HCC 在超声造影门脉期和延迟期消退，呈低回声。

（二）转移性肝癌

- 患者常有既往恶性肿瘤病史，血清 CEA、CA19-9 水平常升高。
- 灰阶超声：转移性肝癌往往为多发病灶，病灶周围常伴有低回声晕环，呈"牛眼征"。
- CEUS：转移性肝癌消退较快，在动脉期晚期或门脉早期即可出现消退，表现为低回声。

（三）肝血管肉瘤

- 是肝血管瘤的恶性转化。

- 临床表现重要，肿瘤生长迅速，并伴有恶病质。
- 超声造影：病灶消退较快，在超声造影门脉期或延迟期出现消退，表现为低回声。

（四）肝脓肿

- 以高热、右上腹痛、肝肿大、肝内压痛为主要症状和体征，而肝血管瘤一般无明显症状。
- 灰阶超声：肝脓肿壁厚且不规则，脓肿内部可见不均匀的混合回声伴液体无回声区。
- 超声造影：肝脓肿缺乏动脉期周边结节状增强、缓慢向内填充的肝血管瘤典型增强方式。

（五）肝腺瘤

- 肝腺瘤是一种罕见的肝脏良性肿瘤，易发生自发性出血、坏死和破裂，具有恶变的潜在危险。
- 灰阶超声：肝腺瘤多表现为肝内的低回声实质占位，病灶内部可见斑片状稍高回声。
- 多普勒超声：肝腺瘤往往可以测及病灶包膜下粗大的血管，阻力指数 RI<0.65。
- 超声造影：肝腺瘤在动脉期表现为不均匀或向心性高回声增强，在门脉期和延迟期表现为轻度消退。

病例分享

──────────── 病例 **1** ────────────

超声造影动脉期呈"边缘环状、结节状高回声增强"的肝血管瘤（>5 cm）

患者，女性，38 岁，既往有乙肝小三阳病史。灰阶超声显示，肝右叶近膈顶见 6.4 cm × 5.8 cm 高回声实质团块，边界清，内部回声呈网状分布不均匀（图 5-1a；视频 5-1，测量标尺）。CDFI 仅病灶周边见线状彩色血流（图 5-1b）。CEUS 显示，注射超声造影剂 Sonazoid™ 0.6 mL 后，动脉期病灶由周边开始，呈结节状高回声增强（14 s、19 s、24 s）（图 5-1c、d 箭头；视频 5-2），缓慢向内填充。门脉期病灶仍大部分未填充（64 s）（图 5-1e 箭头，f 测量标尺）。增强 MRI 显示，病灶 T1WI 呈低信号（图 5-1g 箭头），T2WI 呈显著高信号（图 5-1h 箭头），增强后动脉期病灶边缘强化（图 5-1i 箭头），门脉期及延迟期向中心渐进填充，但填充不完全（图 5-1j 箭头）。该患者在我院经手术及术后病理证实为肝海绵状血管瘤，镜下可见扩张的、大小不一的血管腔隙，血管腔内可见红细胞聚集，血管腔隙内衬单层扁平的内皮细胞，细胞无异型性（图 5-1k，HE 染色，100×）。

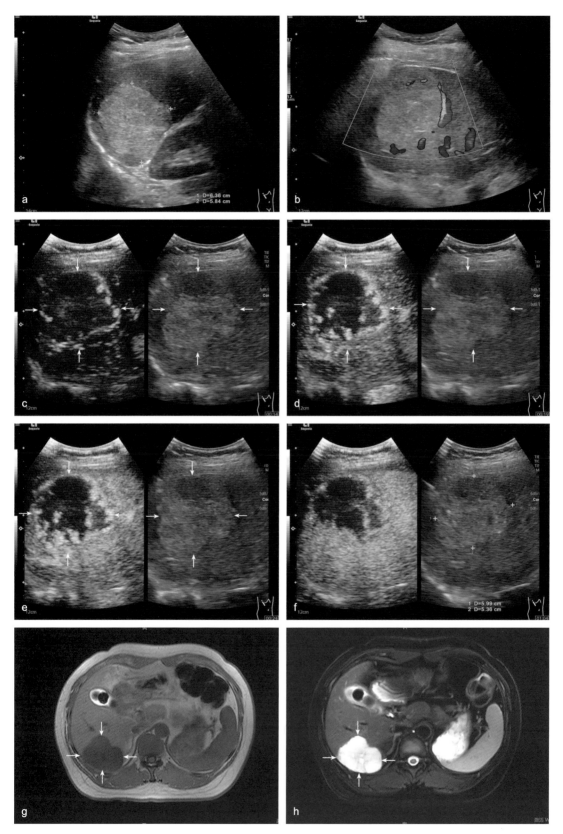

图 5-1　病例 1

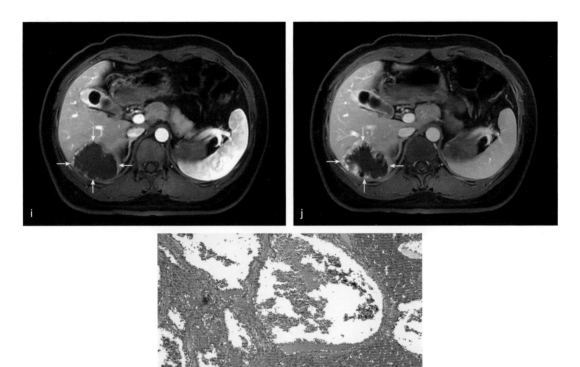

图 5-1（续） 病例 1

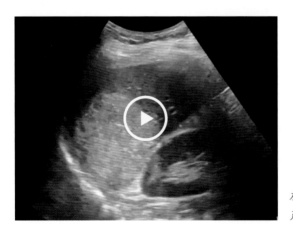

视频 5-1
灰阶超声显示，肝右叶近膈顶见 6.4 cm×5.8 cm 高回
声实质团块，边界清，内部回声呈网状分布不均匀

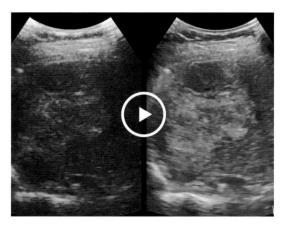

视频 5-2

注射超声造影剂 Sonazoid™ 0.6 mL 后，动脉期病灶由周边开始，呈结节状高回声增强（14 s、19 s、24 s）

病例 ②

超声造影动脉期呈"边缘环状高回声增强"的肝血管瘤

患者，男性，45 岁。灰阶超声显示，肝右叶近膈顶见 4.6 cm × 3.5 cm 高低混合回声团块，边缘回声增强，边界不清，内部回声呈网状分布不均匀（图 5-2a，测量标尺；视频 5-3）。CEUS 显示：注射超声造影剂 Sonazoid™ 后，该病灶动脉期呈边缘环状高回声增强（17 s、21 s、28 s）（图 5-2b~d 箭头；视频 5-4），缓慢向内填充，门脉期造影剂几乎填充至整个病灶（60 s）（图 5-2e，测量标尺），延迟期病灶内增强轻度减退呈稍低回声（367 s）（图 5-2f，测量标尺）。该患者经手术及术后病理证实为肝海绵状血管瘤。

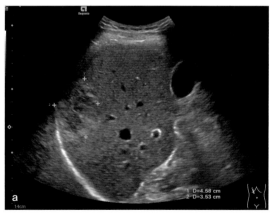

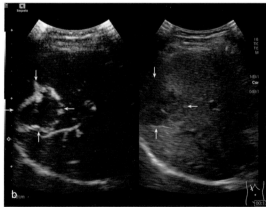

图 5-2 病例 2

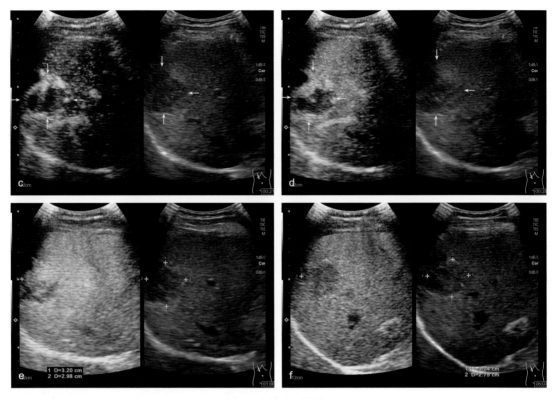

图 5-2（续） 病例 2

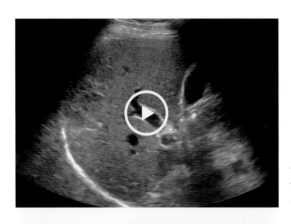

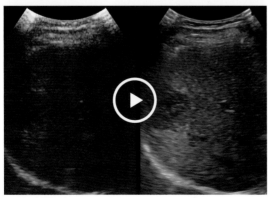

视频 5-3

灰阶超声显示，肝右叶近膈顶见 4.6 cm×3.5 cm 高低混合回声团块，边缘回声增强，内部回声呈网状分布不均匀，边界不清

视频 5-4

CEUS 显示，注射超声造影剂 SonoVue™ 后，动脉期病灶呈边缘环状高回声增强

病例 ③

超声造影动脉期呈"周边结节状高回声增强"的肝血管瘤（>5 cm）

患者，女性，56 岁。灰阶超声显示，肝右叶近膈顶见 8.3 cm×6.6 cm 稍高回声团块，边界清，内部回声呈网状分布不均匀（图 5-3a；视频 5-5，测量标尺）。CDFI 仅在病灶周边见少量短线状彩色血流（图 5-3b）。CEUS 显示：注射超声造影剂 Sonazoid™ 后，动脉期病灶呈周边结节状高回声增强（13 s、37 s）（图 5-3c、d 箭头；视频 5-6），门脉期缓慢向内填充（92 s）（图 5-3e 箭头），延迟期造影剂填充至整个病灶（513 s）（图 5-3f 箭头）。该患者经手术及术后病理证实为肝海绵状血管瘤。

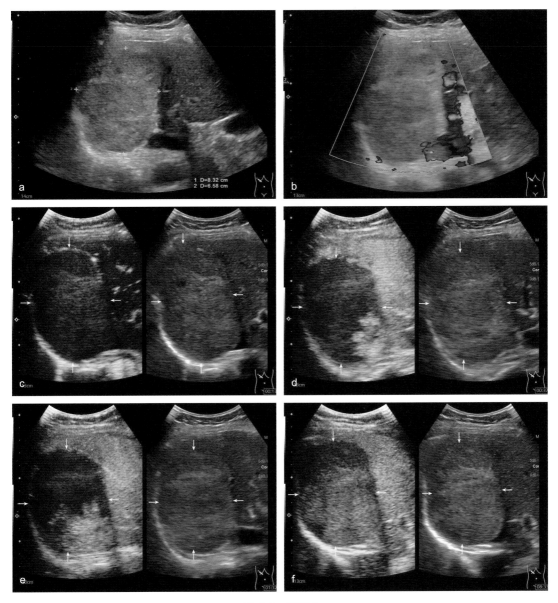

图 5-3 病例 3

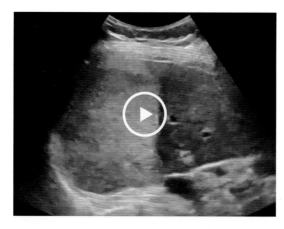

视频 5-5

灰阶超声显示，肝右叶近膈顶见 8.3 cm×6.6 cm 稍高回声团块，边界清，内部回声呈网状分布不均匀

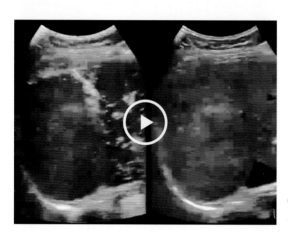

视频 5-6

CEUS 显示，注射超声造影剂 Sonazoid™ 后，动脉期病灶呈周边结节状高回声增强（13 s、37 s）

病例 ④

超声造影动脉期呈"整体高回声增强"的肝血管瘤

患者，男性，37 岁，患有乙肝小三阳。灰阶超声显示，肝右叶下角包膜下见 1.1 cm×1.0 cm 稍低回声实质团块，边界欠清（图 5-4a，箭头）。高频 CEUS 显示，注射超声造影剂 SonoVue™ 后，动脉期病灶呈整体高回声增强（12 s、13 s、14 s、17 s）（图 5-4b~e；视频 5-7），门脉期及延迟期始终表现为高回声增强（140 s）（图 5-4f）。该病灶结合 MRI 影像学结果，诊断为肝血管瘤。

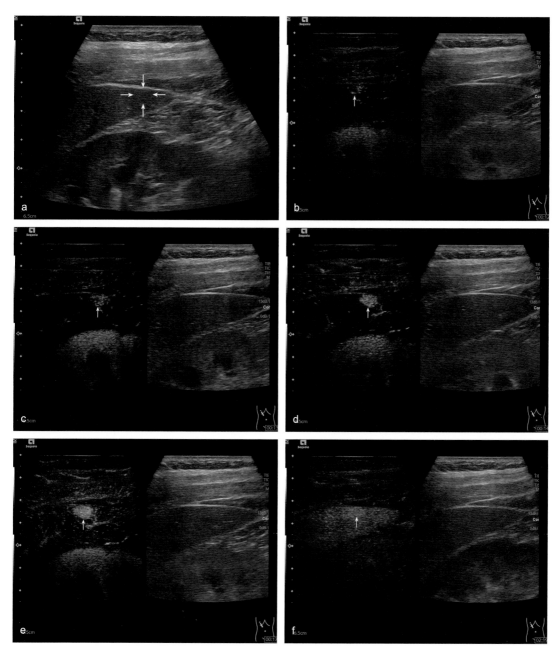

图 5-4 病例 4

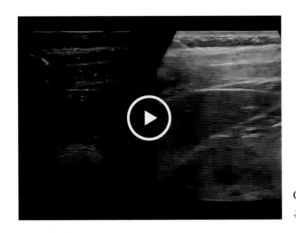

视频 5-7

CEUS 显示，注射超声造影剂 SonoVue™后，动脉期病灶呈整体高回声增强

病例 ⑤

肝硬化背景下 CEUS 动脉期呈"病灶周边结节状高回声增强"的肝血管瘤

患者，男性，56 岁，丙肝后肝硬化病史 20 年。1 年前有 HCC 手术切除既往史。术后常规超声随访发现肝占位。灰阶超声显示，肝右叶包膜下见 1.9 cm × 1.3 cm 高回声实质团块，边界尚清，内部回声分布不均匀（图 5-5a，测量标尺）。CEUS 显示，注射超声造影剂 SonoVue™后，动脉期病灶表现为周边结节状高回声增强（15 s、18 s、25 s、35 s）（图 5-5b~e，测量标尺；视频 5-8），逐渐缓慢向内填充，门脉期造影剂填充至整个病灶呈高回声（51 s、108 s）（图 5-5f、g，测量标尺），延迟期始终表现为高回声增强。CEUS 诊断为肝血管瘤。增强 MRI 显示，该病灶 T1WI 呈低信号（图 5-5h），T2WI 呈显著高信号（图 5-5i），增强扫描早期病灶边缘结节状强化（图 5-5j），随时间延迟渐向病灶中央填充（图 5-5k、l），结合 MRI 结果，该患者诊断为肝血管瘤，嘱其定期临床随访。

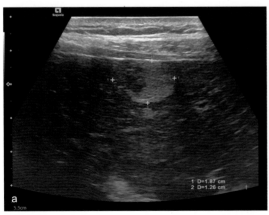

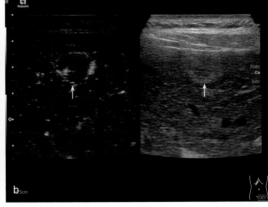

图 5-5 病例 5

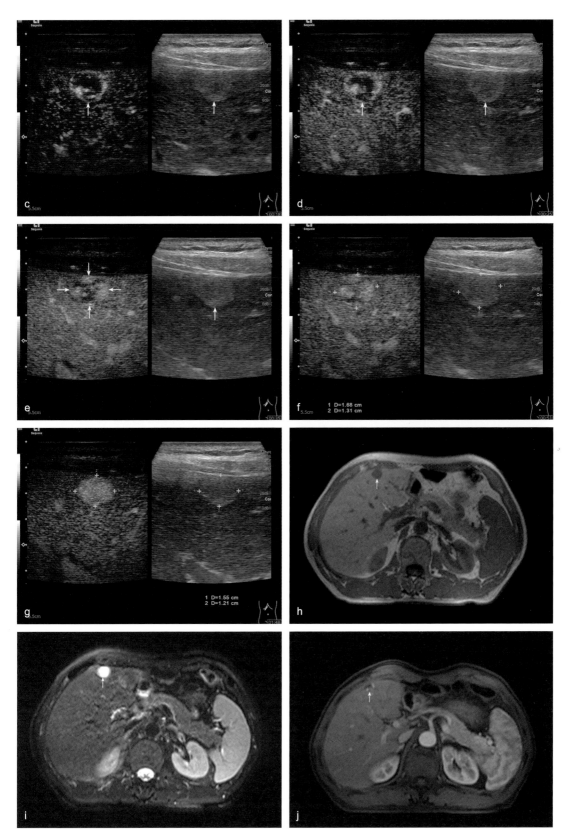

图 5-5（续） 病例 5

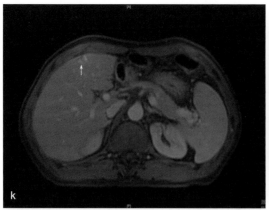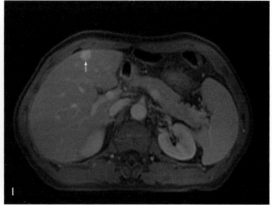

图 5-5（续） 病例 5

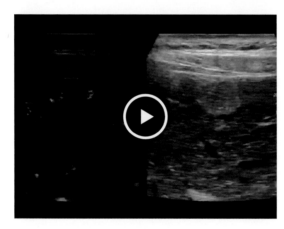

视频 5-8

CEUS 显示，注射超声造影剂 SonoVue ™后，动脉期病灶表现为周边结节状高回声增强

（季正标　王文平　范培丽）

· 参考文献 ·

[1] D'Onofrio M, Crosara S, De Robertis R, et al. Contrast-enhanced ultrasound of focal liver lesions[J]. AJR Am J Roentgenol, 2015, 205(1): 56-66.

[2] 方靓，王文平，陈悦，等 . 肝巨大血管瘤超声造影表现及其诊断 [J]. 中华超声影像学杂志 , 2015, 24(3): 232-236

[3] Dietrich C F, Sharma M, Gibson R N, et al. Fortuitously discovered liver lesions[J]. World J Gastroenterol, 2013, 19(21): 3173-3188.

[4] Dietrich C F, Tana C, Caraiani C, et al. Contrast enhanced ultrasound (CEUS) imaging of solid benign focal liver lesions[J]. Expert Rev Gastroenterol Hepatol, 2018, 12(5): 479-489.

[5] Wang W P, Dong Y, Cao J, et al. Detection and characterization of small superficially located focal liver lesions by contrast-enhanced ultrasound with high frequency transducers[J]. Med Ultrason, 2017, 19(4): 349-356.

第二节 · 肝脏局灶性结节样增生

一、概述

- 肝脏局灶性结节样增生（focal nodular hyperplasia，FNH）是肝脏少见的良性占位性病变，近 20 年来，随着医学影像学技术的发展，其检出率逐渐上升，成为发病率仅次于肝血管瘤的较常见肝脏良性占位性病变。
- FNH 的发病原因尚不清楚。国内的男女发病比例接近 1:1，而西方的文献报道男女发病比例为 1:8，导致这一差异的原因可能是口服避孕药在西方应用更广泛。FNH 本质上是由于畸形动脉的过度灌注，产生的肝细胞反应性增生性病变，不会发生恶变，仅有个别报道FNH 发生出血或破裂。
- 明确诊断后不必手术治疗，仅需定期影像学随访观察。

二、临床表现及实验室检查

- FNH 大多为单发，仅 10% 左右为多发。
- 可发生于任何年龄，最常见于 30~50 岁青壮年。FNH 无特异临床症状，多偶然发现，少数较大病灶可引起上腹部或胸背部压迫不适。
- 实验室检查血清肝功能及肿瘤指标在正常范围内，部分病例可因病灶压迫肝内胆管致转氨酶轻度升高。

三、病理

- FNH 与周围正常肝组织边界清晰，但缺乏真正的包膜。病灶内排列异常的肝细胞增生、胆管增生及 Kupffer 细胞增生显著。
- 组织学上以中央星状纤维间隔向四周延伸并分隔实质呈结节状为特征，纤维分隔内含管壁增厚的畸形滋养血管及炎性渗出。中央星状瘢痕可见于 49% 的大体病理中，其对诊断FNH 有很大帮助。

四、超声表现

（一）常规超声表现

1. 灰阶超声

- FNH 在灰阶超声上缺乏特异性征象，大部分病灶表现为肝内低回声的实质占位，部分病灶可呈稍高回声或等回声。其边界清晰，形态规则，部分病灶后方回声增强。
- 体积较大的 FNH，内部回声常常不均匀，可能与病理学上病灶内存在中央星状纤维间隔有关。
- 部分 FNH 病灶周边可见浅淡的低回声暗环，该表现使得其易与肝细胞肝癌相混淆。

2. 多普勒超声

- FNH 特征的血流表现为由病灶中央向四周辐射的轮辐状血流，该征象的显示有助于诊断。

- CDFI 显示 FNH 多为富血供病灶，即使是 3 cm 以下的小病灶内也可测及点状或线状彩色血流。
- 部分病灶周边发现一条粗大扭曲的滋养动脉，并在某些切面显示滋养动脉穿入病灶与轮辐状血流相连续。
- PW 显示这些血管几乎均为动脉血流（94%~100%），RI<0.6。

（二）超声造影表现

1. 动脉期
- FNH 病灶在动脉期早期呈快速高回声增强，轮辐状或者放射状增强是其特征性表现。
- 动脉期动态观察 FNH 的增强方式，可因病灶大小不同而呈现以下几种表现：
  - 轮辐状增强：多见于较大的 FNH 病灶，表现为快速增强的病灶内可见多条血管分支显著增强，由内向外辐射，形态犹如车轮状。
  - 泉涌状增强：3 cm 以下的小病灶 FNH 多表现为从病灶中央的血管开始增强，增强范围在数秒内扩大至整个病灶，呈泉涌状增强，也是诊断小病灶 FNH 的主要征象。
- 中央瘢痕：注射造影剂后，部分 FNH 病灶中央可见星状不增强区，即中央瘢痕，该征象的显示对诊断 FNH 有很大帮助。
- 周边滋养动脉：动脉期扫查病灶，可在病灶周边发现快速高增强的滋养动脉，但是单凭此发现不足以诊断 FNH，因该征象也可见于其他类型的肝脏肿瘤（肝细胞肝癌、血管瘤、血管平滑肌脂肪瘤）。

2. 门脉期 / 延迟期
- 多表现为稍高回声或等回声。
- 仅极少数病灶在门脉期或延迟期轻度消退，需与恶性肿瘤鉴别。

五、其他影像学表现

（一）CT

- FNH 在 CT 上表现为圆形或类圆形等或稍低密度肿块，边界清楚，几乎不发生出血、钙化或囊变。
- 少数 FNH 平扫 CT 可见特征性低密度的中央瘢痕，此征象在大于 3 cm 的病灶更易发现，中央瘢痕还需进行动态增强扫描明确诊断。
- 注射造影剂后，FNH 在动脉期表现为整体一致性的快速强化，后期增强强度始终高于周边肝实质。
- 部分 FNH 在动脉期可见不增强的中央瘢痕，病灶则被分隔呈结节状，CT 造影剂随时间推移，从血管逐渐弥散至纤维组织，直到延迟期中央瘢痕逐渐呈高密度。

（二）MRI

- FNH 的病灶在 T1 加权上显示为等或稍低信号，T2 加权上为稍高或等信号，DWI 呈稍高信号，病灶内部信号均匀，边界清晰。

- 位于病灶中央的瘢痕由于存在血管、胆管及炎性渗出，在 T2 加权上多为更高信号，而在 T1 上表现为更低信号。
- 增强 MRI 与增强 CT 的强化表现基本一致，动脉期快速增强，门脉期及延迟期病灶增强强度高于周边肝实质增强。
- 增强 MRI 对显示 FNH 的中央瘢痕更为敏感，检出率达 61%。中央瘢痕多呈裂隙状或星状，将病灶分隔呈结节状，动脉期不增强，而在后期逐渐增强。
- 目前，肝细胞特异性 MRI 对比剂钆塞酸二钠（普美显，Gd-EOB-DTPA）被认为是诊断 FNH 的特异性对比剂，普美显可被正常肝细胞提取，经胆道和肾脏排出。在注射肝细胞特异性对比剂普美显后的肝胆期，FNH 病灶相比正常肝组织仍为高信号。

六、鉴别诊断

（一）肝细胞腺瘤（HCA）

- HCA 是一种肝脏良性肿瘤，有一定风险发生自发性出血或恶变。
- 其灰阶表现和 FNH 类似，但在 CEUS 图像上，HCA 的典型征象包括动脉期包膜下快速增强的供血动脉、动脉期向心性高回声增强、延迟期表现为等回声或低回声增强。
- HCA 内部易发生坏死、出血、脂肪变、钙化等变化，在 CT 或 MRI 上显示内部密度不均或信号不一。
- MRI 对微小的脂肪变和坏死有着卓越的优势。注入对比剂后，在动脉早期即可高信号，在延迟期可表现为等或低信号。注射肝细胞特异性对比剂普美显后的肝胆期，HCA 病灶无强化。

（二）肝细胞肝癌

- HCC 常见于肝炎肝硬化背景下，同时伴有血 AFP 升高。
- 灰阶超声的典型表现呈低回声或混杂回声实质团块，边界不清，形态不规则，内部回声分布不均匀，病灶周围可见浅淡暗环。
- CDFI：病灶内可测及彩色血流信号，并可测及高阻动脉频谱，RI 常大于 0.6。
- CEUS：HCC 在动脉期表现为整体不均匀高回声增强，在门脉期晚期或延迟期快速消退，呈"快进快出"的表现。
- 晚期 HCC 可探及门脉癌栓、肝内转移灶等恶性征象也有助于鉴别。

病例分享

病例 ❶

超声造影动脉期表现为"轮辐状增强"的 FNH

患者，男性，63 岁。灰阶超声显示肝右叶包膜下见 1.7 cm × 1.4 cm 低回声实质病灶（图 5-6a，测量标尺）。注射超声造影剂 SonoVue™ 后，高频线阵探头超声造影结合微血流成像技术（microflow imaging，MFI）可以清晰显示病灶内动脉期呈典型轮辐状高回声增强（图

5-6b~f箭头；视频5-9），迅速填充至整个病灶。MRI显示，病灶T1WI呈低信号（图5-6g箭头）、T2WI呈高信号（图5-6h箭头），增强后动脉期呈环形强化（图5-6i箭头），门脉及延迟期强化减退，并见包膜延迟强化，病灶中央可见延迟强化及始终未增强区（图5-6j、k箭头）。该病例经手术切除及术后病理证实为FNH。镜下可见病灶内有中央纤维瘢痕，纤维呈放射状延伸，纤维中可见厚壁血管，小胆管增生，肿瘤细胞无异型性（图5-6l，HE染色，100×）。

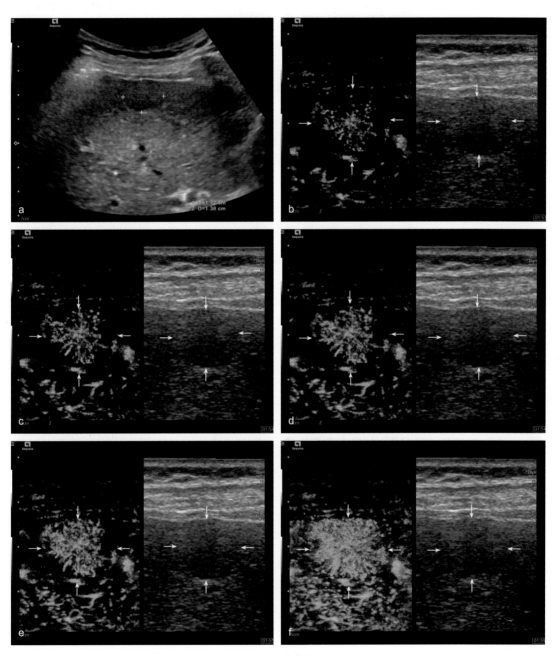

图5-6　病例1

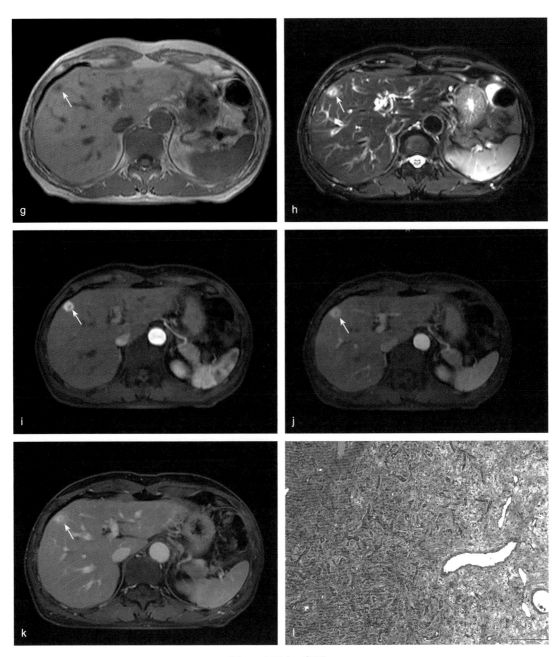

图 5-6（续） 病例 1

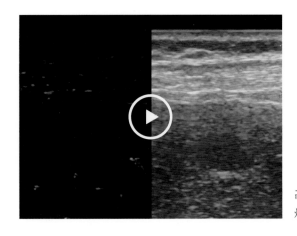

视频 5-9
高频超声造影结合微血流成像技术可以清晰显示病灶内动脉期呈典型轮辐状高回声增强

病例 ②

超声造影动脉期表现为"放射状血流"的FNH

患者，男性，26岁。高频灰阶超声显示肝右叶近包膜处见2.1 cm×1.7 cm低回声实质团块，边界清晰，形态规则，病灶内部回声分布不均匀，可见条索状高回声（图5-7a箭头；视频5-10）。CDFI显示病灶中央见放射状彩色血流信号（图5-7b箭头；视频5-11）。高频CEUS显示，注射Sonazoid™后，动脉期病灶由中央开始，呈放射状高回声增强（11 s、12 s、13 s、14 s、18 s）（图5-7c~h箭头；视频5-12），迅速填充至整个病灶呈高回声增强。门脉期、延迟期始终呈等回声增强（334 s）（图5-7i箭头）。该病灶经手术切除及术后病理证实为FNH。

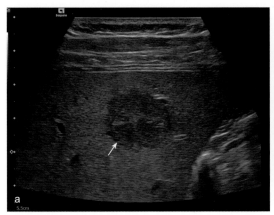

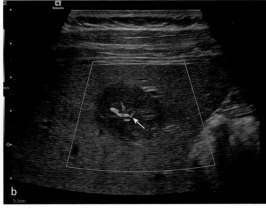

图5-7 病例2

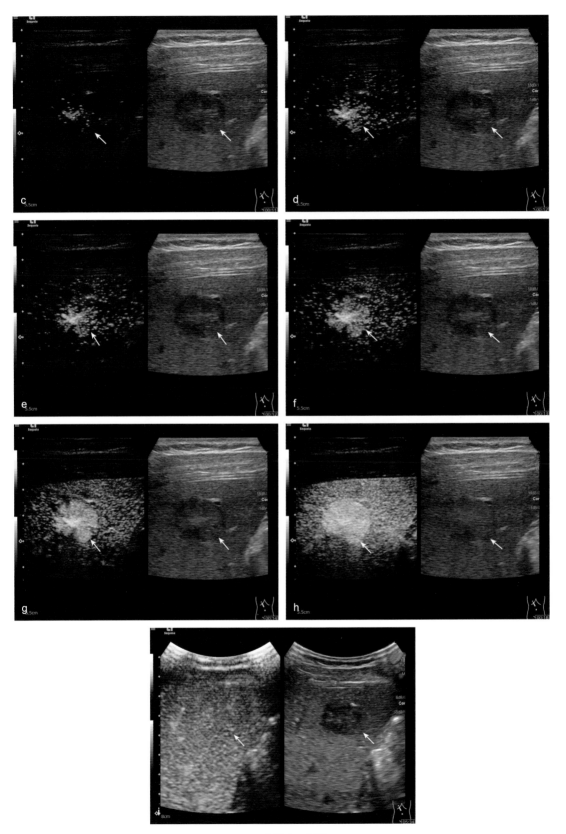

图 5-7（续） 病例 2

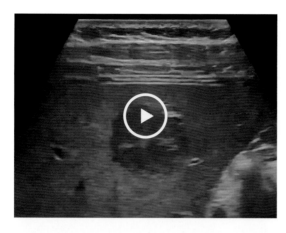

视频 5-10

高频灰阶超声显示肝右叶近包膜处见 2.1 cm× 1.7 cm 低回声实质团块，边界清晰，形态规则，病灶内部回声分布不均匀，可见条索状高回声

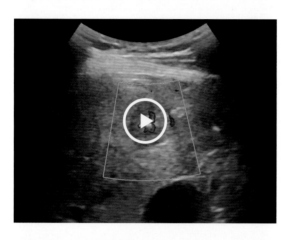

视频 5-11

CDFI 显示病灶中央见放射状彩色血流信号

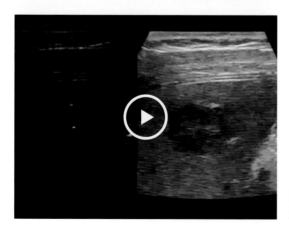

视频 5-12

高频 CEUS 显示，注射 Sonazoid™ 后，动脉期病灶由中央开始，呈放射状高回声增强

病例 3

超声造影动脉期表现为"放射状血流"的 FNH

患者，女性，28 岁。灰阶超声显示肝右叶近膈顶处见 4.1 cm × 3.6 cm 稍低回声实质占位，边界尚清，形态规则，内回声分布不均匀（图 5-8a，测量标尺；视频 5-13）。CDFI 显示病灶

中央见放射状彩色血流（图 5-8b 箭头；视频 5-14）。CEUS 显示，注射 SonoVue™ 后，动脉期病灶呈放射状高回声增强（12 s、13 s、14 s、15 s、27 s），迅速填充至整个病灶呈高回声增强（22 s）（图 5-8c~h），门脉期及延迟期持续增强呈高回声（320 s）（图 5-8i）。使用微血流成像技术，可以更清晰地显示动脉期病灶内肿瘤血管分布（图 5-8j~l）。该病灶经手术切除及术后病理证实为 FNH，大体标本可见中央纤维瘢痕。

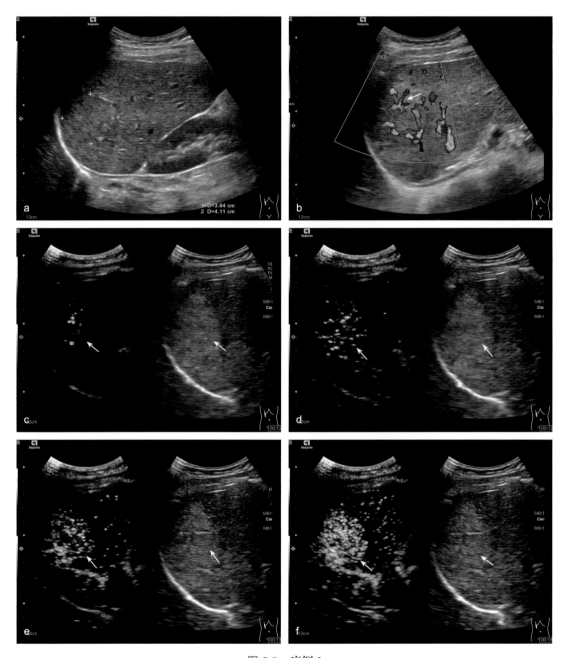

图 5-8　病例 3

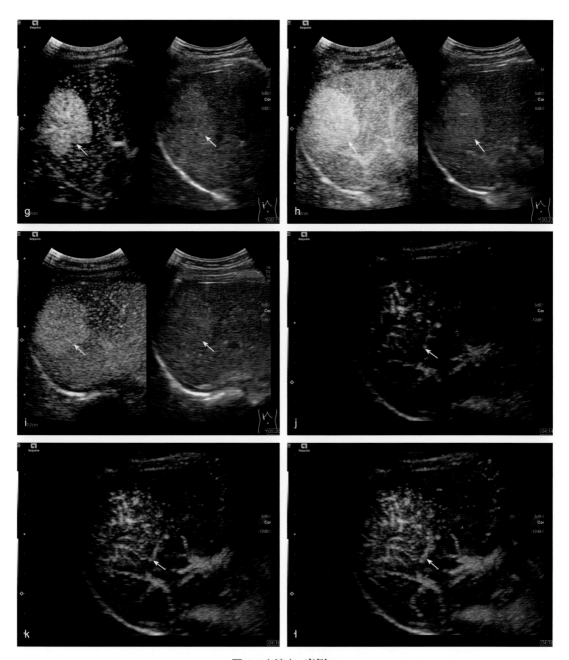

图 5-8（续） 病例 3

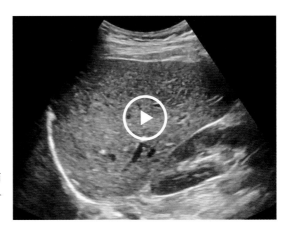

视频 5-13

灰阶超声显示肝右叶近膈顶处见 4.1 cm×3.6 cm 稍低回声实质占位，边界尚清，形态规则，内回声分布不均匀

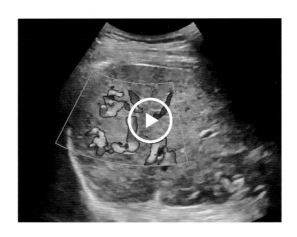

视频 5-14

CDFI 显示病灶中央见放射状彩色血流

病例 ④

超声造影动脉期呈"涌泉状增强"的 FNH

患者，男性，38 岁。超声显示肝右叶见 2.0 cm×1.7 cm 低回声实质团块，边界尚清，形态尚规则，内部回声分布不均匀（图 5-9a 箭头）。CDFI 显示病灶中央可见分枝状彩色血流（图 5-9b 箭头）。CEUS 显示，注射 SonoVue™ 后，动脉期该病灶呈涌泉状高回声增强，迅速填充至整个病灶呈高回声增强（15 s、16 s、17 s、19 s、20 s）（图 5-9c~h；视频 5-15），门脉期（31 s）和延迟期（223 s）持续呈等回声增强（图 5-9i、j，测量标尺）。该病灶经手术切除及术后病理证实为 FNH。

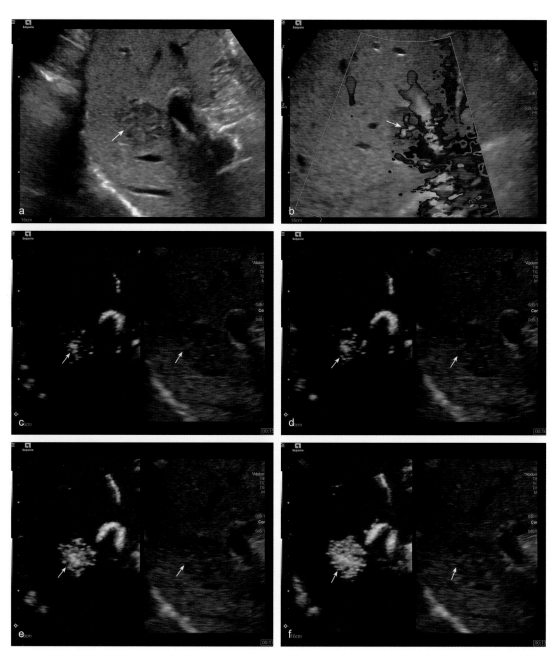

图 5-9　病例 4

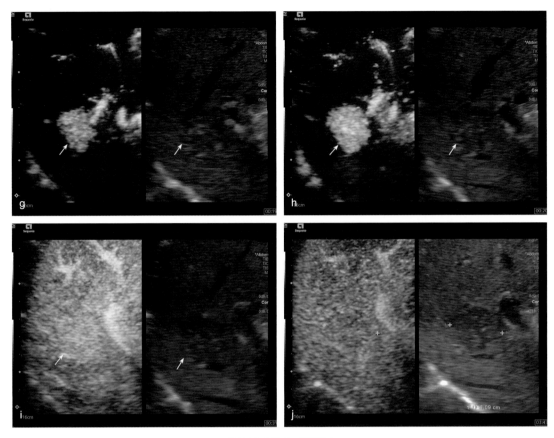

图 5-9（续） 病例 4

视频 5-15

CEUS 显示，注射 SonoVue™后，动脉期该病灶呈涌泉状高回声增强，迅速填充至整个病灶呈高回声

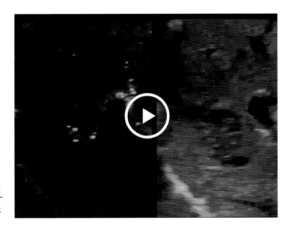

病例 ❺

超声造影动脉期呈"整体高回声增强"的 FNH

患者，女性，28 岁。灰阶超声显示，肝左叶见 6.3 cm × 4.9 cm 等回声团块，边界欠清，形态尚规则，内回声分布不均匀（图 5-10a，测量标尺；视频 5-16）。CDFI 显示病灶内可见较丰富轮辐状分布的彩色血流信号（图 5-10b；视频 5-17）。CEUS 显示，注射 SonoVue™ 后，动脉期病灶呈整体不均匀快速高回声增强（12 s、13 s、14 s、15 s、16 s）（图 5-10c~g；视频 5-18），门脉期及延迟期始终呈高回声增强（145 s）（图 5-10h）。增强 MRI 显示，病灶 T1WI 呈等低信号（图 5-10i 箭头），T2WI 呈等高信号（图 5-10j 箭头），中央见更高信号的星形区（即瘢痕）（图 5-10j 三角箭头），动态增强后病灶大部分早期明显强化（图 5-10k 箭头），中央有星形无强化区（即瘢痕）（图 5-10k 三角箭头），延迟期为等信号（图 5-10l 箭头），并可见中央延迟星形强化影（即瘢痕）（图 5-10l 三角箭头）。该病灶经手术切除及术后病理证实为 FNH，大体标本在病灶中央可见纤维瘢痕。

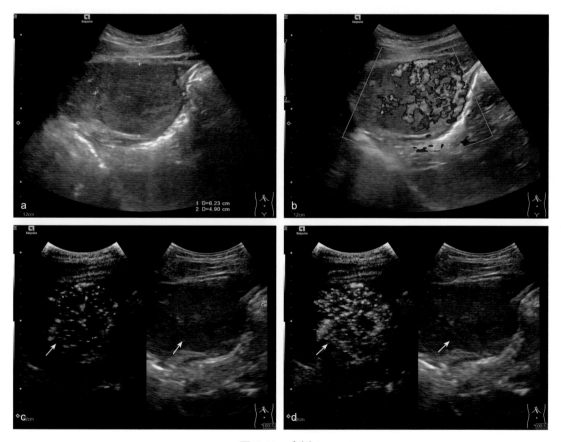

图 5-10　病例 5

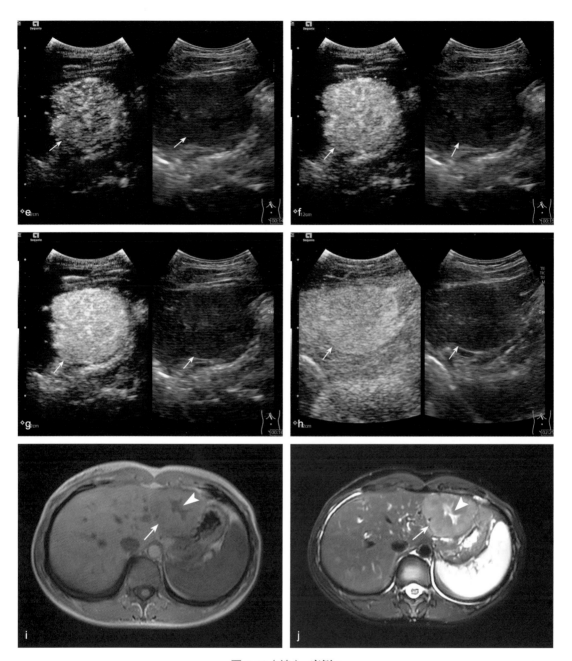

图 5-10（续） 病例 5

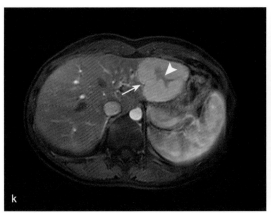
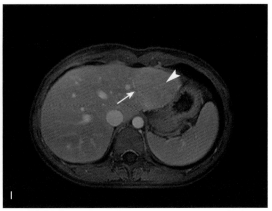

图 5-10（续） 病例 5

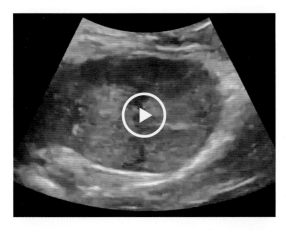

视频 5-16

灰阶超声显示，肝左叶见 6.3 cm×4.9 cm 近等回声团块，边界欠清，形态尚规则，内回声分布不均匀

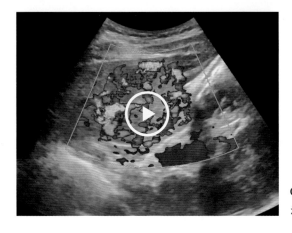

视频 5-17

CDFI 显示病灶内可见较丰富轮辐状分布的彩色血流信号

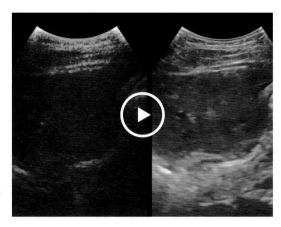

视频 5-18

CEUS 显示，注射 SonoVue ™后，动脉期病灶呈整体不均匀快速高回声增强

（王文平　范培丽　董怡）

参考文献

[1] 王文平, 徐智章, 田文娟. 肝脏局灶性结节性增生的超声诊断 [J]. 中华超声影像学杂志, 2000, 9(2): 74-76.

[2] 王文平, 范培丽, 魏瑞雪, 等. 肝局灶性结节性增生的超声造影血流动力学研究 [J]. 中华超声影像学杂志, 2010, 19(1): 21-24.

[3] Kong W, Wang W, Huang B, et al. Contrast-enhanced ultrasound in combination with color doppler ultrasound can improve the diagnostic performance of focal nodular hyperplasia and hepatocellular adenoma[J]. Ultrasound Med Biol, 2015, 41(4): 944-951.

[4] 张炜彬, 王文平, 董怡, 等. 手术证实的肝脏局灶性结节增生超声造影特征与大小的关系 [J]. 复旦学报 (医学版), 2021, 48(4): 463-468.

[5] 张炜彬, 董怡, 汪瀚韬, 等. 肝脏局灶性结节性增生的超声造影与增强磁共振成像的增强表现对比研究 [J]. 肿瘤影像学, 2020, 29(4): 345-351.

第三节·肝腺瘤

一、概述

- 肝腺瘤（hepatocellular adenoma，HCA）是由于肝细胞的异常增殖引起的一种罕见的肝脏上皮性良性肿瘤。由于其存在破裂出血（10%）和恶变（4.2%）风险，主张手术切除。
- 流行病学研究显示，东西方患者间存在较大性别差异。西方国家患者多为女性，男女比例约为1:10，尤常见于50岁以下育龄期女性。亚洲国家报道病例以男性居多。
- 研究表明，HCA发病与口服避孕药、肥胖、青年型糖尿病、肝糖原贮积症及长期服用类固醇、雄激素等相关，近年亦提出其可自然发生。
- 依据基因型和表型不同，HCA一般分为4个亚型：HNF-1α失活型（H-HCA）、炎症型肝腺瘤（I-HCA）、β-catenin激活型肝腺瘤（B-HCA）、未分类型肝腺瘤（UHCA）。
- HCA亚型分类关系到临床治疗方案选择，如I-HCA和B-HCA较H-HCA恶变可能性更高，需更积极的手术切除，而H-HCA因破裂和恶变率均低，治疗可更保守。

二、临床表现和实验室检查

- HCA多为单发，也可多发，病灶常位于肝右叶，一般无临床症状，部分可有右上腹痛，合并破裂或出血时可有急腹症、肝脏酶指标升高和缺血性休克等相关表现。

三、病理

- HCA是一种肝细胞源性单克隆肿瘤，病变起源于性激素或代谢异常所致的细胞增生。
- 随着分子和基因病理的发展、对肿瘤恶变机制研究的深入，HCA不再被看作一个孤立的病种，而是一类具有不同基因表型特征、生物学行为和临床表现各异的肿瘤。2016年，欧洲肝脏研究学会（EASL）发布肝脏良性肿瘤临床实践指南，将HCA分为四种亚型：
  - 炎症型（I-HCA）：最常见亚型，占40%~50%，多见于服用口服避孕药的年轻女性、肥胖和代谢综合征患者。此型肿瘤发生与IL-6信号传导基因突变，引起JAK/STAT信号通路持续激活，导致肝细胞增殖有关。由于具有炎性浸润、肝窦显著扩张和动脉管壁异常增厚等组织学特征，I-HCA出血概率最高，病灶多位于肝包膜下，患者可有慢性贫血，出现发热、白细胞和血清C反应蛋白升高等全身炎症综合征表现。
  - 肝细胞核因子1α失活型（HNF-1α-HCA）：次常见亚型，占30%~35%，几乎仅见于女性，90%以上患者有口服避孕药病史。此型肿瘤发生与TCF1基因突变失活，促进肝细胞增殖有关，TCF1基因失活还可破坏肝细胞内脂肪酸转运，导致肝细胞脂肪沉积，因此病灶常有显著的脂肪变性。HNF-1α-HCA恶变罕见，患者多无明显症状。
  - β连环蛋白激活型（β-cat激活型HCA）：占10%~15%，多见于男性，与滥用雄性激素、糖原贮积症和家族性腺瘤样息肉等有关。β连环蛋白基因变异导致β连环蛋白持续激活，导致肝细胞增殖失控。β 连环蛋白也是肝细胞癌中最常见的活化癌基因，此型病变恶变概率最高。

- 未分类型（U-HCA）：约占 10%，具有肝腺瘤的形态学特征，但无相应的基因突变和病理异常。
- 组织学上，肿瘤具有与正常肝实质类似的片状或条索样细胞排列方式，还表现出一些独特的病理特征：
  - 病灶完全由动脉供血，缺乏门静脉和中央静脉。
  - 瘤体内散在分布薄壁的血窦，没有胆管和结缔组织。

四、超声表现

（一）常规超声表现

1. 灰阶超声

- 较小的 HCA（3~5 cm）表现为边界清晰的等回声或稍低回声实质团块，伴有明显脂肪肝背景时可表现为低回声实质团块。
- HNF-1α-HCA 或糖原贮积症患者，由于病灶内显著的脂肪变性，多呈高回声改变。
- 较大病灶（>5 cm）因为易于发生出血、坏死和钙化等退行性变而导致病灶内部回声分布不均匀，可见散在分布的斑片状稍高回声。

2. 多普勒超声

- 彩色多普勒病灶多表现为周边为主的粗大血流，常呈向心性分布。
- 5 cm 以上的较大病灶，CDFI 常可见包膜下迂曲粗大滋养动脉。
- 脉冲多普勒可测及低速动脉频谱，RI<0.60。

（二）超声造影表现

1. 动脉期

- 典型表现：快速整体均匀向心性高回声增强，单一动脉供血，缺乏门静脉和肝静脉引流是形成这种强化方式的病理基础。
- 增强程度：不同亚型 HCA 间存在动脉期增强程度差异。例如 I-HCA 在动脉期多呈显著高回声增强，而其他亚型 HCC 可呈等回声增强或轻度高回声增强。
- 增强方式：HCA 以向心性和弥漫性填充为主，向心性填充较为多见，特别是 I-HCA 亚型。
- 某些较大肿瘤周边动脉期可见包膜下迂曲粗大滋养血管。

2. 门脉期 / 延迟期

- 典型表现：HCA 在门脉期表现为等回声增强，延迟期呈持续等回声增强，部分病灶在延迟期轻度消退呈稍低回声增强。
- 不同亚型 HCA 之间超声造影增强 - 消退方式有较大差异。
  - HNF-1α-HCA 亚型：门脉期和延迟期可呈持续高回声增强或等回声增强。
  - I-HCA 亚型：门脉期病灶中央可见不增强区，多呈不均匀增强。延迟期病灶可见增强轻度消退。

五、其他影像学表现

（一）CT

- 平扫：表现为边界清楚、均匀的等或低密度病灶，发生出血、坏死时呈不均匀密度。
- 增强：表现为动脉期明显增强，门脉期和延迟期减退。
- CT 还可通过检出病灶内脂质成分而提示 HCA，但诊断敏感性不高。

（二）MRI

- MRI 是目前评估 HCA 的最佳影像学方法。
- I-HCA 和 HNF-1α-HCA 亚型分别具有特征性的 MRI 表现。
  - I-HCA：T2WI 多呈显著高信号（与脾脏相近），弥漫分布或位于病灶周边（环礁征），动脉期明显强化，门脉期和延迟期持续强化。
  - HNF-1α-HCA：T1WI 多为高信号或等信号，T2WI 呈等或稍高信号，化学位移成像反相位信号弥漫性减低，动脉期中度强化，门脉期和延迟期无持续强化。

六、鉴别诊断

（一）FNH

- 超声造影动脉早期 FNH 常表现为离心性填充，病灶中央可见放射性、轮辐状血管。而 HCA 多呈向心性填充。特别是对于较小的病灶（<3 cm），超声造影鉴别诊断的效能优于 CT 和 MRI。

（二）HCC

- 动脉期高回声增强、门脉期减退的 HCA 和 HCC 超声造影表现相近。然而 HCA 患者多无慢性肝脏疾病背景。血清 AFP 水平也在正常范围内。

（三）富血供肝转移性瘤

- 乳腺、肾脏、甲状腺或黑色素细胞瘤等富血供的肝转移瘤可与 HCA 呈类似的灰阶超声或超声造影表现。但转移瘤常为肝内多发病灶，询问患者有无原发性肿瘤病史，结合血清肿瘤学指标，有助于明确诊断。

病例分享

───── 病例 **1** ─────

超声造影动脉期呈"向心性增强"的肝腺瘤

患者，女性，30 岁。灰阶超声显示，肝右叶见 7.6 cm × 6.8 cm 等回声实质团块，边界欠清，内回声分布尚均匀（图 5-11a，测量标尺）。CDFI 示病灶内见线状彩色血流（图 5-11b）。CEUS 显示，注射超声造影剂 Sonazoid™ 后，该病灶动脉期由周边开始增强，快速向内填充至整个病灶，呈整体均匀高回声增强（18 s、20 s、22 s、24 s），包膜下可见高回声的粗大滋养血管（图 5-11c~f；视频 5-19）；门脉期（89 s）病灶内增强轻度减退，呈稍低回声（图 5-11g），延迟期（302 s）呈低回声增强（图 5-11h）。增强 MRI 显示，病灶 T1WI 呈等低信号（图 5-11i），T2WI 呈稍低信号（图 5-11j），动态增强早期病灶呈中等度不均匀强化（图 5-11k），门脉期及延迟期呈低信号，边缘可见假包膜（图 5-111）。该病灶经手术及术后病理证实为 β-cat 激活型 HCA，镜下肝细胞无明显异型性，汇管区缺失，可见随机分布的动静脉（图 5-11m，HE 染色，200×）。

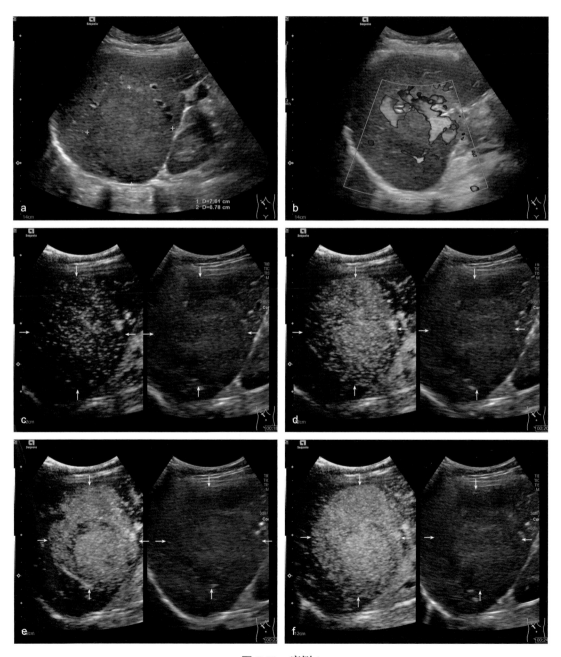

图 5-11 病例 1

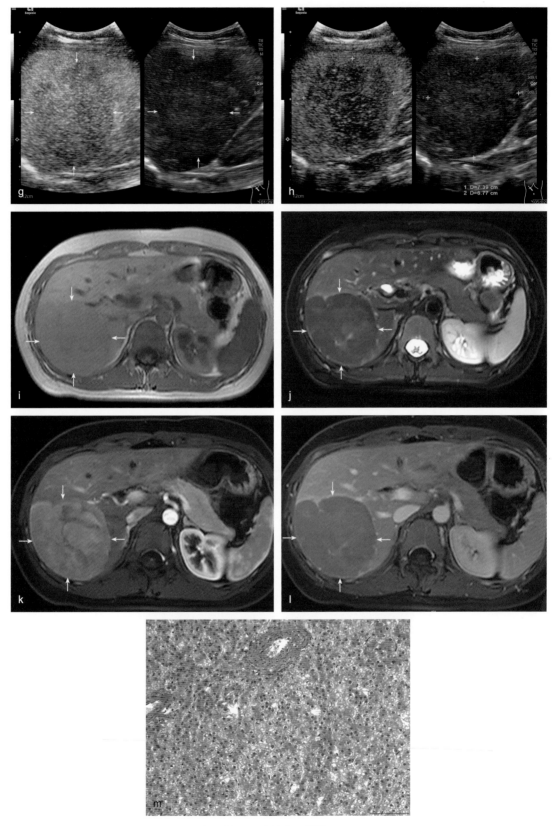

图 5-11（续） 病例 1

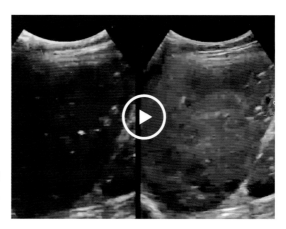

视频 5-19

动脉期由周边开始增强，快速向内填充至整个病灶，呈整体均匀高回声增强（18 s、20 s、22 s、24 s），包膜下可见高增强的粗大滋养血管

（夏罕生　范培丽　王文平）

参考文献

[1] Dietrich C F, Tannapfel A, Jang H J, et al. Ultrasound imaging of hepatocellular adenoma using the new histology classification[J]. Ultrasound Med Biol, 2019, 45(1): 1-10.

[2] Dong Y, Zhu Z, Wang W P, et al. Ultrasound features of hepatocellular adenoma and the additional value of contrast-enhanced ultrasound[J]. Hepatobiliary Pancreat Dis Int, 2016, 15(1): 48-54.

[3] Dharmana H, Saravana-Bawan S, Girgis S, et al. Hepatocellular adenoma: Imaging review of the various molecular subtypes[J]. Clin Radiol, 2017, 72(4): 276-285.

[4] Myers L, Ahn J. Focal nodular hyperplasia and hepatic adenoma evaluation and management[J]. Clin Liver Dis, 2020, 24(3): 389-403.

[5] Kong W T, Wang W P, Huang B J, et al. Contrast-enhanced ultrasound in combination with color Doppler ultrasound can improve the diagnostic performance of focal nodular hyperplasia and hepatocellular adenoma[J]. Ultrasound Med Biol, 2015, 41(4): 944-951.

[6] Chen K, Dong Y, Zhang W, et al. Analysis of contrast-enhanced ultrasound features of hepatocellular adenoma according to different pathological molecular classifications[J]. Clin Hemorheol Microcirc, 2020, 76(3): 391-403.

第四节 · 肝脏血管平滑肌脂肪瘤

一、概述

- 肝脏血管平滑肌脂肪瘤（angiomylipoma，AML）属于肝脏良性间叶性肿瘤。
- 近年来研究认为，AML 来源于具有肌细胞瘤和脂肪细胞瘤双向分化和黑色素细胞表达的血管周上皮样细胞，与肺淋巴管肌瘤病、肺透明细胞糖瘤等同属于血管周上皮细胞样肿瘤（perivascular epitheliod cell tumor，PEComa）家族。
- 肝脏 AML 大多数呈良性肿瘤表现，生长缓慢，自发性消退者很少见。少数大病灶（6~12 cm）有潜在破裂风险。
- 近年来出现少量恶性 AML 病例的报道，有学者认为单形性上皮样 AML、肿瘤直径大于 10 cm、肿瘤内部伴有坏死、出现明显的核异型性、核分裂相和高增殖活性可提示肿瘤具有一定的恶性潜能。
- 目前手术切除是肝脏 AML 的主要治疗方式，常规放化疗均无明显疗效。
- 有研究显示，射频消融、三苯氧胺、雷帕霉素和依维莫司（一类可治疗其他 PEComa 的 mTOR 抑制剂）有助于手术切除前缩小肿瘤体积。

二、临床表现和实验室检查

- 肝脏 AML 是一种少见良性肝肿瘤，好发于成年人，女性多见，男女比例 1:2~1:5。
- 5%~10% 的 AML 发病与结节性硬化症有关。此外，可合并肾脏和肝脏多发肿瘤。
- 大多数患者无明显临床症状，较大的肿瘤可伴有上腹部疼痛或不适、腹部肿块、乏力、纳差消瘦等。
- 肝 AML 的发生与肝炎病史无关，血清 AFP、CEA 和 CA19-9 等肿瘤标记物往往正常。

三、病理

- 肝 AML 常单发，体积大小不等（0.8~36 cm）。肿瘤边界清晰，无包膜，质地软，肿瘤切面根据其脂肪的含量可呈均匀黄色、黄褐色或褐色，较大的肿瘤内部可有明显坏死或出血。
- 肿瘤内部由比例不等的脂肪组织、平滑肌细胞（梭形或上皮样）及畸形厚壁血管三种成分混合构成，不同肿瘤或同一肿瘤不同区域这三种成分可有很大差异。
- 根据肿瘤成分特点，肝 AML 可分为四种类型：
  - 经典型：肿瘤内可见成片的平滑肌细胞和大片状脂肪细胞，其间可见畸形厚壁血管。
  - 肌细胞瘤型：以平滑肌细胞成分为主，平滑肌细胞是唯一的具有特异性的诊断成分。平滑肌细胞可分为 5 个类型：上皮样细胞型、中间细胞型、梭形细胞型、单形性细胞型 / 嗜酸细胞型和多形细胞型。
  - 脂肪瘤型：以成熟的脂肪细胞为主，其间由中间型肌细胞呈网状分布，也可见脂肪母细胞。

- · 血管瘤型：以薄壁血管成分为主，呈紫癜样，肌细胞呈区域性分布或围绕在血管周围形成血管套，以肿瘤周边明显。
- 髓外造血是 AML 比较常见的特征。
- 免疫组化显示，AML 肿瘤内常呈黑色素细胞（如 HMB45 和 A103）和平滑肌细胞（如肌动蛋白和波形蛋白）标记物阳性。

四、超声表现

肝 AML 的影像学表现主要取决于其组织成分及各种组织成分的相对比例，尤其是脂肪和血管成分是其影像学特征表现的关键。肝 AML 的典型影像学特征表现为富血供的含脂病灶。

（一）常规超声表现

1. 灰阶超声
- 肝脏 AML 多呈圆形，边界清晰，无包膜。
- 典型肝脏 AML 由于脂肪成分的存在，内部可表现为均匀高回声，后方伴回声衰减（图 5-12a，图 5-13a）。
- 脂肪成分很少或缺乏的肝脏 AML 超声表现多样，可呈混杂回声或低回声（图 5-14a，图 5-15a）。
- 部分病灶可出现囊变或出血坏死。

2. 多普勒超声
- 病灶内可探及点状、线状或树枝状彩色血流信号（图 5-14b，图 5-15b）。
- 部分较大病灶具有丰富细小血管，超声图像上可见结节状或管道状血管结构。
- 部分病灶周围可见血管包绕，周边可见早期引流的肝静脉分支。
- 大部分病灶可探及动脉血流频谱，多数 RI<0.6。

（二）超声造影表现

1. 动脉期
- 肝 AML 病灶呈动脉早期整体高回声增强（图 5-12b、c，图 5-14d、e，图 5-15d、e）。
- 部分大病灶动脉期可见树枝状不均匀高回声增强（图 5-13）。
- 动脉晚期富血供的病灶边界清楚（图 5-14f，图 5-15f）。

2. 门脉期 / 延迟期
- 大部分肝脏 AML 病灶增强持续至门脉期和延迟期，呈高回声增强（图 5-13g，图 5-14g，图 5-15g）。
- 12%~25% 病灶在门脉期和（或）延迟期可出现造影剂消退，呈稍低回声增强（图 5-12）。

有学者认为，动脉期树枝状不均匀高回声增强、门脉期和（或）延迟期消退常常出现在低回声（乏脂肪）AML 病灶中。

五、其他影像学表现

（一）CT

- 平扫呈不均匀低密度，病灶内可见脂肪成分的存在，密度值为 -100~-10 HU（脂肪的 CT 密度值为负值）。
- AML 多数呈动脉期增强并持续不廓清，但也可见少数廓清。
- 病灶中央的点状或线状血管是比较特征性的征象。
- 肿瘤内静脉显影也具有特征性，可能与早期静脉引流有关。

（二）MRI

- 平扫上，病灶常呈 T2 不均质高信号，T1 信号多样。
- MRI 对发现脂肪成分最敏感，表现为反相位梯度回波图像上信号缺失或抑脂相呈低信号（图 5-12）。
- AML 动脉期高信号，但门脉期和延迟期廓清较持续增强更多见（图 5-12）。
- 部分病灶内可见扭曲的血管影和早期引流静脉（图 5-14）。
- 在肝胆特异性造影剂的肝胆后期时相上，肝脏 AML 也往往呈低信号。

六、鉴别诊断

因为肝脏 AML 内的脂肪成分，需要和其他有脂肪成分的肝脏病变鉴别。
- 需要鉴别的恶性肝脏病变
  - 含脂肪成分的肝细胞肝癌
  - 转移性肝癌
  - 脂肪肉瘤
- 需要鉴别的良性含脂肪成分的肝脏病变
  - 局部脂肪堆积
  - 多发结节状脂肪变性
  - 外科手术后材料填充
  - HNF-1 型肝腺瘤
  - 肝脂肪瘤

由于肝脏 AML 含有丰富的畸形血管成分，在影像学上还需要和 FNH、腺瘤等相鉴别。最容易混淆的就是肝细胞肝癌。有无肝炎病史、肝硬化、血清甲胎蛋白升高有助于肝脏 AML 和肝细胞肝癌的鉴别。病理诊断是诊断该疾病类型的金标准，因此超声或 CT 引导下的穿刺活检是很重要的。

病例分享

病例 ❶

典型肝 AML

患者，女性，31 岁。灰阶超声显示，肝左叶见 6.0 cm×5.0 cm 显著高回声病灶，内部回声不均匀，边界清，后方轻度衰减（图 5-12a 箭头）。CEUS 显示注射 SonoVue™ 后，动脉期病灶呈整体高回声增强（19 s、20 s，图 5-12b、c 箭头；视频 5-20），后方轻度衰减，门脉前期（35 s）持续增强呈等回声（图 5-12d 箭头），门脉后期（79 s）轻度减退呈稍低回声（图 5-12e 箭头）。增强 CT 显示，动态增强后呈显著不均匀强化（图 5-12f 箭头），门脉期廓清呈低密度（图 5-12g 箭头）。手术切除病理证实为典型 AML（图 5-12h 箭头），镜下可见肿瘤由成熟脂肪组织、平滑肌组织及厚壁血管混合构成，平滑肌细胞呈梭形，无异型性（图 5-12i，HE 染色，200×）。

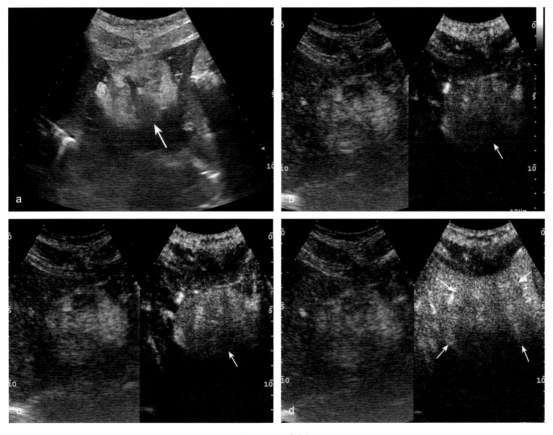

图 5-12　病例 1

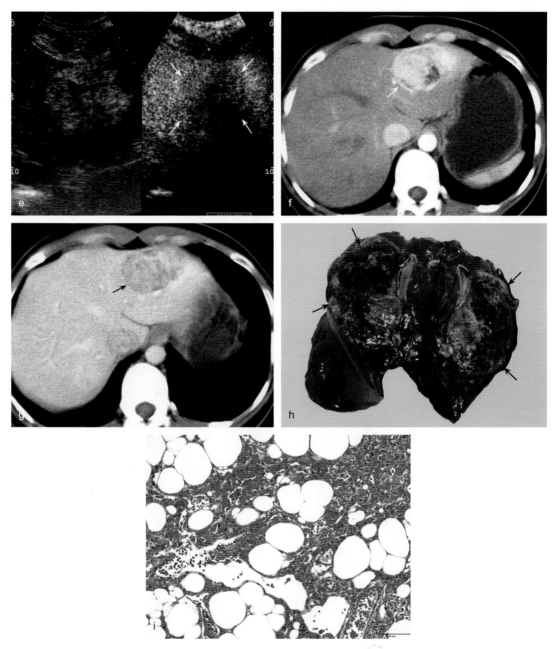

图 5-12（续） 病例 1

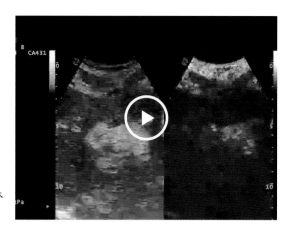

视频 5-20

CEUS 显示注射 SonoVue™ 后，动脉期病灶呈整体高回声增强

病例 ❷

肝上皮样 AML

患者，男性，35 岁。灰阶超声显示，肝内见巨大高回声实质团块，边界不清，内部回声分布不均匀（图 5-13a 箭头）。CDFI 病灶周边见短线状彩色血流（图 5-13b）。CEUS 显示注射 SonoVue™ 后，动脉期病灶呈整体均匀高回声增强（17 s、18 s、19 s、21 s）（图 5-13c~f 箭头；视频 5-21），门脉期及延迟期持续增强呈高回声（125 s）（图 5-13g 箭头）。该病灶经手术切除及术后病理证实为上皮样 AML。

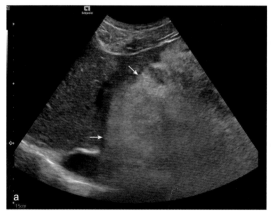

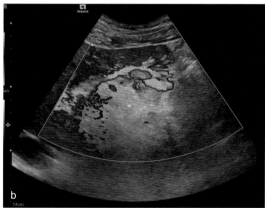

图 5-13 病例 2

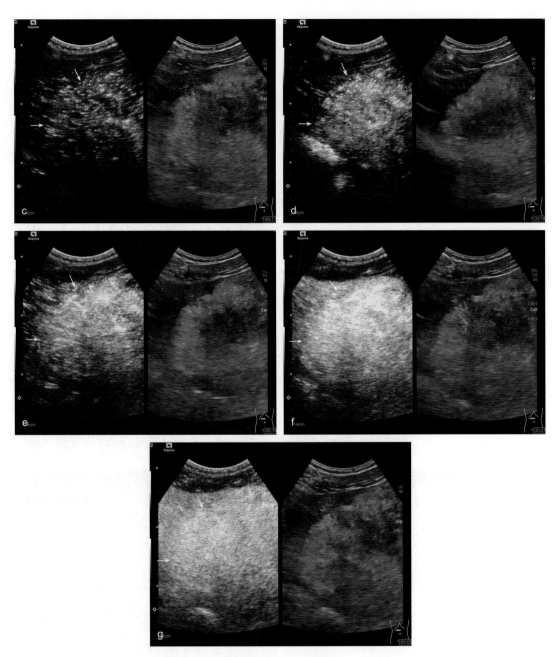

图 5-13（续） 病例 2

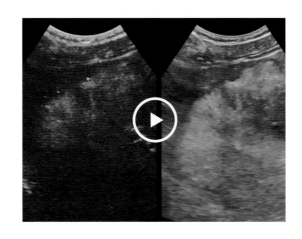

视频 5-21
动脉期病灶呈整体均匀高回声增强

病例 ③

肝上皮样 AML

患者，男性，56 岁。灰阶超声显示，肝右叶见 4.6 cm × 3.9 cm 等回声实质团块，周边回声稍减低，边界清，形态规则，内部回声分布不均匀（图 5-14a；视频 5-22，测量标尺）。CDFI 显示，病灶周边见环状、分枝状的丰富彩色血流信号（图 5-14b；视频 5-23）。CEUS 显示注射 Sonazoid™ 后，动脉期病灶呈整体高回声增强，边缘光整，边界清（17 s、18 s、22 s）（图 5-14c~f；视频 5-24），门脉期持续增强呈高回声（111 s）（图 5-14g），延迟期呈等回声（281 s）（图 5-14h）。增强 MRI 显示，病灶 T1WI 呈低信号（图 5-14i），T2WI 呈高信号（图 5-14j），动态增强后病灶早期明显强化（图 5-14k），其内见斑点弱强化区，门脉期及延迟期为等 / 稍高信号（图 5-14l）。该病灶经手术切除及术后病理证实为上皮样 AML，镜下肿瘤细胞丰富，呈上皮样，细胞核有异型性，未见明显脂肪组织（图 5-14m，HE 染色，400 ×）。

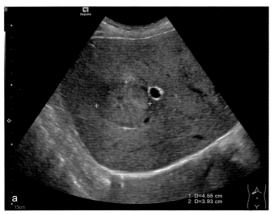
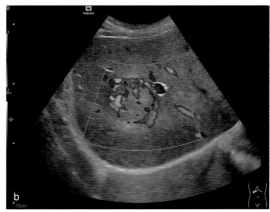

图 5-14 病例 3

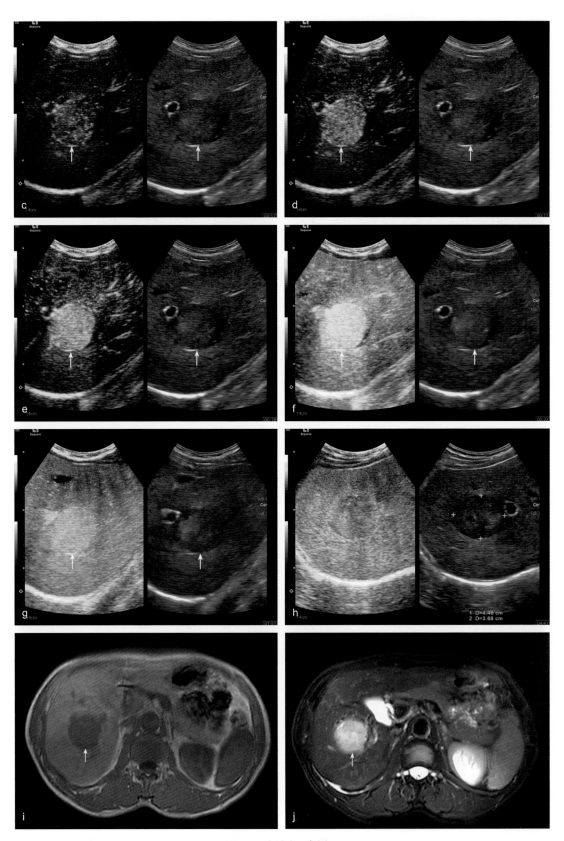

图 5-14（续） 病例 3

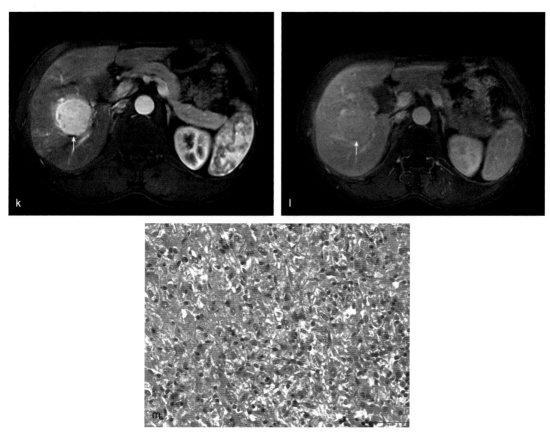

图 5-14（续） 病例 3

视频 5-22

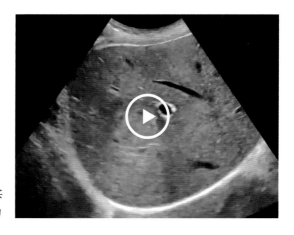

灰阶超声显示，肝右叶见 4.6 cm×3.9 cm 等回声实质团块，边界清，形态规则，内部回声分布不均匀

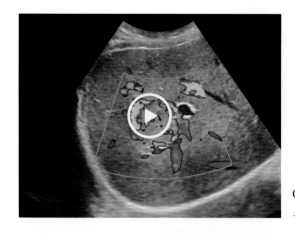

视频 5-23
CDFI 显示，病灶周边见环状、分枝状的丰富彩色
血流信号

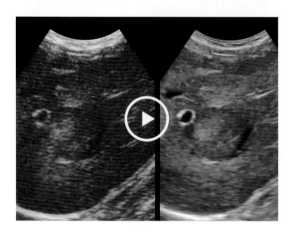

视频 5-24
动脉期病灶呈整体高回声增强，边缘光整，边界清

病例 ❹

肝上皮样 AML

  患者，女性，39 岁。灰阶超声显示肝内见 2.7 cm × 2.1 cm 低回声实质团块，边界清，形态规则，内回声分布不均匀，见散在分布的点状高回声（图 5-15a，测量标尺）。CDFI 显示病灶周边可见环状、短线状丰富彩色血流信号（图 5-15b）。CEUS 显示注射 SonoVue™ 后，动脉期显示病灶呈整体均匀高回声增强，边界清晰（13 s、14 s、15 s）（图 5-15c~f），门脉期及延迟期持续增强呈高回声（83 s、471 s）（图 5-15g、h）。该病灶经手术切除及术后病理证实为肝上皮样 AML。

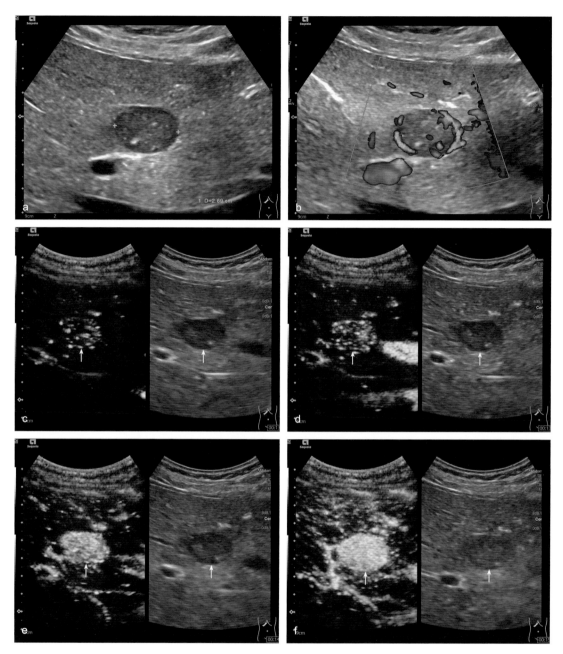

图 5-15　病例 4

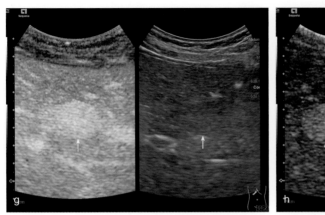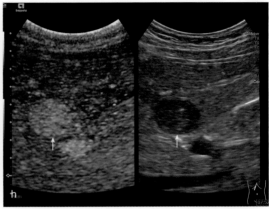

图 5-15（续） 病例 4

（范培丽　陆清　王文平）

· 参考文献 ·

[1] 范培丽，王文平，季正标，等 . 肝脏上皮样血管平滑肌脂肪瘤的实时超声造影表现特征 [J]. 中华超声影像学杂志，2018, 27(3): 211-214.

[2] 范培丽，王文平，毛枫，等 . 肝脏上皮样血管平滑肌脂肪瘤的超声表现分析 [J]. 中国超声医学杂志，2017, 33(2): 147-149.

[3] Zou M H, Huang Q, Zou Q, et al. Clinical and contrast-enhanced ultrasound characteristics of epithelioid and classic hepatic angiomyolipoma: comparison with Alpha-fetoprotein-negative hepatocellular carcinoma[J]. Ultrasound Med Biol, 2021, 47(3): 446-453.

[4] Seow J, McGill M, Wang W, et al. Imaging hepatic angiomyolipomas: key features and avoiding errors[J]. Clin Radiol, 2020, 75(2): 88-99.

[5] Huang Z, Wu X, Li S, et al. Contrast-enhanced ultrasound findings and differential diagnosis of hepatic epithelioid angiomyolipoma compared with hepatocellular carcinoma[J]. Ultrasound Med Biol, 2020, 46(6): 1403-1411.

第六章
肝肿瘤外科术中超声造影

一、概述

（一）定义

- 术中超声（intraoperative ultrasound，IOUS）是在常规超声成像基础上为进一步满足临床外科诊断和治疗的需要发展起来的一门新技术，已发展成为超声医学的一个重要分支，且IOUS探头正向微型、多功能、可变频等方向发展，包括笔式探头、I 型探头、T 型探头、穿刺探头等术中超声专用探头，提高了 IOUS 的分辨力和穿透力。
- 术中超声造影（intraoperative contrast enhanced ultrasound，IO-CEUS）具有实时、方便灵活、安全无创、定位准确、费用低廉、可反复检查等优点。IO-CEUS 将探头直接紧贴于肝脏表面，避免了腹壁脂肪和胃肠道气体对成像的干扰，具有较高的分辨率，可以在肝脏表面不同角度探查病灶，发现术前难以发现的隐匿性小病灶，与术中普通超声比较，能更加清晰地显示病灶的部位、内部血流、与周围血管的毗邻关系，有助于术中准确判断病灶性质、提高微小病灶的检出率和诊断准确率，为术中制订合理的手术策略提供重要的影像学信息，因此被称为外科医师的"第三只眼睛"。

（二）适应证

- 合并肝硬化背景的小肝癌，IO-CEUS 用于区别硬化结节及肝癌，准确定位肿瘤。
- 为术中触诊或经腹超声新发现的病灶定性。
- 对肝内多发转移瘤需切除的患者，尤其是脂肪肝患者或术前接受转化治疗者，IO-CEUS 可探查并避免遗漏转移瘤病灶，包括化疗后"消失"的病灶。
- 术前影像学定性诊断困难的肝内局灶性占位，尤其是常规超声显示微小、等回声或紧贴肝包膜的病灶，IO-CEUS 可提供更多的诊断细节，有助于术中手术策略的规划及完善。
- 行术中射频或微波消融治疗的患者，对常规超声显示不清的病灶，消融前 CEUS 可以准确显示病灶大小、范围，以便合理布针。消融后 CEUS，观察消融毁损范围，若肿瘤内部仍有部分高回声增强区域，提示肿瘤消融不完全，能精准引导第二次消融。

- 肝脏血管流域显影，联合吲哚菁绿等行精准解剖性肝段及亚肝段切除术。
- 术中胆道造影，显示胆管结构及走向，检查是否有胆漏。
- 肝脏移植术中移植物血供及血栓形成判断。

（三）优势

- IO-CEUS 能避免气体、肥胖、肋骨以及呼吸活动对肝脏超声成像的影响，提高成像的空间分辨率及细节显示率。
- IO-CEUS 可使用高频探头，使图像质量得到了进一步的优化。
- IO-CEUS 能实时、准确、稳定地显示肝肿瘤及其周边肝实质的微循环血流灌注情况，清晰完整地显示肝肿瘤的实际边界及与周围血管的毗邻情况，有助于制订合理的手术策略，完整、安全、精准地切除病灶，同时最大限度地保留正常肝组织，符合微创治疗理念。
- 在肝硬化背景下，根据肝内结节在 IO-CEUS 上增强 - 消退的表现，有助于术中实时鉴别肝癌及肝内不典型增生结节或硬化结节，提高手术的根治性，降低手术的风险。
- IO-CEUS 有助于术中实时敏感地检出肝内微小、浅表或隐匿的病灶，提高手术的根治性和安全性，减少术后复发率。

二、发展历史

（一）IOUS

- 早在 20 世纪 60 年代，IOUS 应用于外科手术，从开始的 A 型超声到 70 年代后期高频实时 B 型超声，IOUS 逐渐成为手术中不可缺少的辅助手段，广泛应用于普外科、神经外科、心脏外科、妇产科手术等领域。
- 20 世纪 80 年代以来，高分辨力实时超声显像设备的发展和术中专用探头的出现和更新，使术中超声技术得到迅速发展。
- 20 世纪 90 年代后，彩色多普勒、能量多普勒技术和腔镜超声开始应用于外科手术中。

（二）IO-CEUS

- 20 世纪 90 年代初期，Takada 等尝试二氧化碳微泡作为造影剂，结合 IO-CEUS 来确定病灶性质。但当时的术中造影需要结合肝动脉导管插入术注射造影剂，是一项侵入性的检查方法。
- 2004 年，Guido Torzilli 等发现在接受结直肠肝转移手术的患者中，使用第二代造影剂（SonoVue™）进行 IO-CEUS 检查，显著提高了术中超声对肝内隐匿性小病灶检出的敏感性，提高了术中肝转移灶的根治率。研究发现，IO-CEUS 提高了肝硬化不典型增生结节术中诊断的准确性和特异性，IO-CEUS 为精准鉴别肝癌、肝内不典型增生结节及肝硬化结节提供新的方法。
- 2006 年，Edward Leen 等发现，IO-CEUS 是肝转移瘤切除前的一个重要评估影像学工具，对手术方式的选择有重要影响。

- 2008 年，Hiroshi Nakano 等发现，结直肠肝转移切除术中应用 Sonazoid™ 增强的 CEUS 的枯否期成像，让外科医生有足够的时间检查整个肝脏，有助于术中发现新的微小的转移灶，提高手术根治性。
- 2011 年，四川大学华西医院的肝胆胰外科联合应用人造胸水和 IO-CEUS，经皮射频消融治疗肝穹窿部肝癌。
- 2018 年，复旦大学附属中山医院王晓颖教授团队联合应用 IO-CEUS 及荧光染色，标记门静脉流域，实施腹腔镜下解剖性肝段及亚肝段切除术。

三、术中超声造影的方法

（一）超声仪器

- 具有 CEUS 功能的术中专用高频率探头，超声仪器需要有动态存储及回放功能。
- 同时还需要术中专用耦合剂、无菌超声探头套、无菌腔镜套以及无菌超声仪控制面板外套。

（二）超声造影剂

- 如果患者采用气管插管及全身麻醉的方式，应当考虑到呼吸道压力增加导致造影剂微波在通过肺循环时破坏量增加。
- 可采用配置好的 3.6 mL 或 4.8 mL 剂量的 SonoVue™ 或 0.6 mL Sonazoid™ 混悬液经肘静脉团注，然后用 5 mL 生理盐水冲管。

（三）机械指数（MI）的调节

- 由于术中超声探头直接接触肝包膜扫查，造影剂微泡受到超声波近距离的照射，在使用相同 MI 的状态下，其对造影剂微泡的破坏增加，因此 IO-CEUS 采用稍低 MI 设置（MI<0.20）。

（四）超声探头频率的调节

- 如果肝内病灶紧贴肝包膜或位于肝浅表部位，可以使用高频探头进行 IO-CEUS，例如西门子 Sequoia 的 15L8 探头，CPS 造影成像频率可选择 7~14 MHz 的范围内。
- 深部的病灶可选择专用术中探头，例如佳能 745BTF 术中探头，造影成像频率范围 3~9 MHz（图 6-1）。

（五）腹腔镜 IO-CEUS

- 佳能医疗专业的腹腔镜术中超声探头 PET-805LA，频率范围 3~9 MHz，探头前端自由旋转，可多方位弯曲达 130°、穿刺槽 5 个。
- 可应用于腹腔镜下 IO-CEUS 检查，同时支持微血流成像、CEUS、弹性成像、3D 成像等功能（图 6-2）。

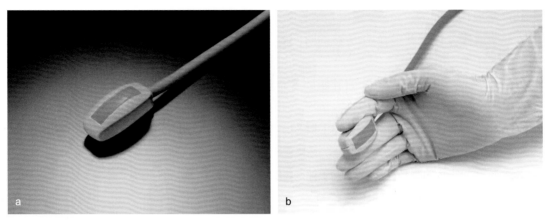

图 6-1　佳能 745BTF 术中探头，造影成像频率范围 3~9 MHz
配备超声造影成像软件（a），肝外科术中方便手持，灵活显像（b）

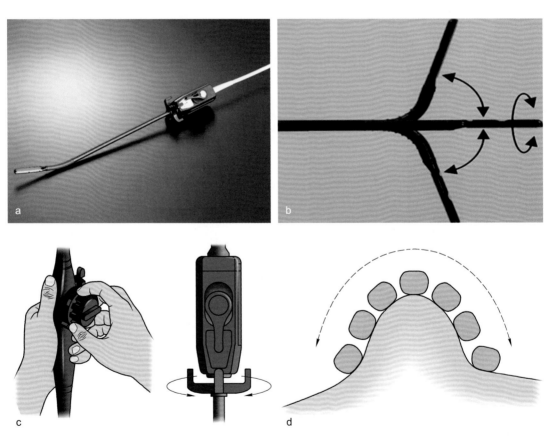

图 6-2　佳能 PET-805LA 腹腔镜术中探头，造影成像频率范围 3~9 MHz，配备超声造影成像软件
腹腔镜超声探头整体轻盈、便捷灵活（a），探头前端自由旋转，根据病灶的位置可多方向弯曲调节角度达 130°（b）。弯曲和角度旋转可单手同时操作（c），探头顶端设计和操作使得即使在狭小空间也可轻松接触（d）

四、肝脏术中临床应用

（一）超声造影在原发性肝细胞癌手术中的应用

- 据文献报道，术中常规超声扫查可以在 15%~33% 的 HCC 患者中发现新的隐匿性病变，尤其是小于 0.7 cm 的病灶。由于这些新发现的病灶中只有一半是 HCC 病灶，而其他病变均是良性病变，包括肝再生结节和不典型增生结节，因此需要一种能在外科术中快速、准确地鉴别 HCC 和良性病变的影像学方法。

- Sonazoid™ 增强的 IO-CEUS 有助于诊断和鉴别诊断术中常规超声新发现的肝内病灶。如果在 Sonazoid™ 增强的 IO-CEUS 动脉期表现为高回声增强，或在枯否期表现为典型的低回声增强时，可初步诊断为 HCC（图 6-3）。其敏感性、特异性和准确性分别为 65%、94% 和 87%。同时，术中还可以通过枯否成像识别新的常规超声无法显示的微小或等回声 HCC 病变（图 6-4）。

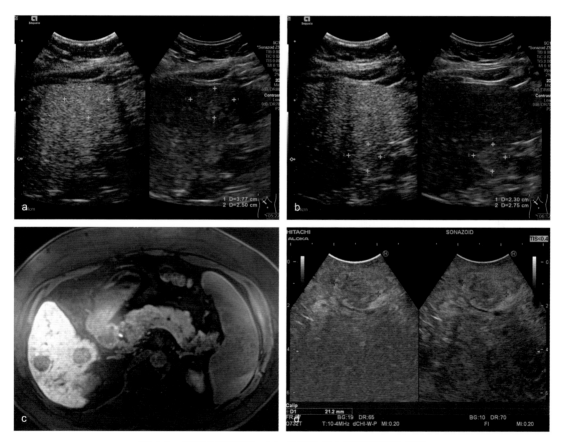

图 6-3　肝硬化背景下 HCC 术前及术中超声造影的表现

男性患者，肝硬化病史 20 余年，经腹部 CEUS 显示，肝右叶近下角可见 3.7 cm × 2.5 cm 稍高回声病灶，注射 Sonazoid™ 0.6 mL 后，该病灶动脉期高回声增强，延迟期及血管后期始终呈等回声（a）。肝右叶近脏面见 2.3 cm × 2.7 cm 类似病灶（b）。该患者普美显增强的 MRI 显示，病灶在肝胆特异期出现消退，考虑 HCC 可能性大（c）。术中 Sonazoid™ 增强的 CEUS 显示，血管后期病灶内部出现轻度消退（d）或局部消退（e）。经手术切除及病理证实，两枚病灶皆为 HCC Ⅱ级

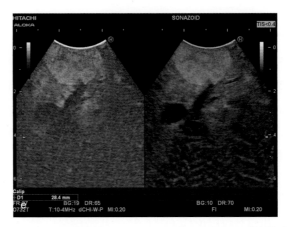

图 6-3（续） 肝硬化背景下 HCC 术前及术中超声造影的表现

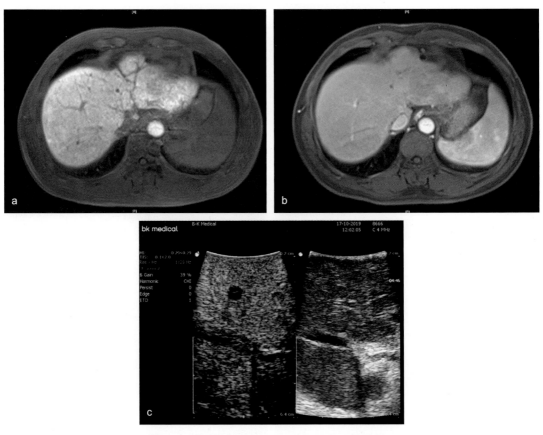

图 6-4 肝硬化背景下 HCC 术中超声造影的表现

男性患者，肝硬化病史 10 余年。MRI 平扫发现肝 S4 段 0.4 cm 微小的复发 HCC（a），注射普美显造影剂后，可见该病灶动脉期出现明显强化，诊断为复发 HCC（b）。术前经腹部二维超声检出，病灶显示不清。术中 Sonazoid™ 增强的 CEUS 显示，该病灶在枯否期表现为清晰可见的低回声团块（c）

- IO-CEUS 有助于实现术中 HCC 的全面检出和精准分期，及时调整完善手术策略。
- 针对肝硬化背景下的 HCC 手术，意大利学者 Torzilli 将术中肝内新发现病灶的 CE-IOUS 表现分为四种类型，包括：
  - A1：病灶动脉期整体增强，延迟期消退。
  - A2：CEUS 的各个时相都能观察到病灶内有增强。
  - A3：病灶动脉期未见明显增强，但在门脉期或延迟期消退表现为低回声。
  - B：病灶在 CEUS 的各个时期始终表现为同步增强，同步减退。
- A1 及 A2 表现的病灶是 HCC 的表现，需要术中进一步切除或术中消融治疗。A3 表现是术中新发现的病灶最常见的 CEUS 表现，而 B1 表现的病灶在后续随访中或许会消失，因此术中无需进一步处理（图 6-5）。IO-CEUS 有助于准确判断病灶良恶性，规划合适的手术方案（图 6-6，图 6-7）。

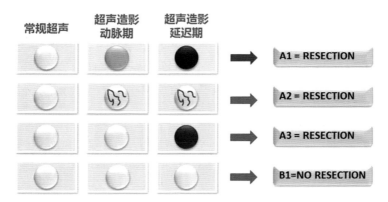

图 6-5　肝硬化背景下 HCC 切除术中，新发现的肝内结节的术中超声造影表现及分类
病灶动脉期高增强，门脉期及延迟期消退（A1）；CEUS 的各个时期都能观察到病灶内有增强（A2）；病灶动脉期未见明显增强，但在门脉期及延迟期消退，表现为低回声（A3）；病灶在 CEUS 的各个时期都表现为同步增强、同步减退（B1）

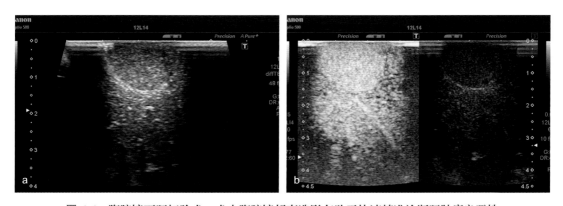

图 6-6　腹腔镜下肝切除术，术中腹腔镜超声造影有助于快速精准诊断肝肿瘤良恶性
术中腹腔镜显示肝右叶近下腔静脉旁见低回声实质团块，边界尚清，形态规则，内部回声分布均匀（a）。注射 0.6 mL Sonazoid™ 后，术中腹腔镜 CEUS 显示，该病灶动脉期呈整体快速均匀高增强（b），门脉期持续呈高增强表现（c），延迟期及血管后期始终呈边界清晰的等增强（d）。该病灶经腹腔镜顺利手术切除及取出。经病理证实为肝右叶局灶性增生结节（FNH）

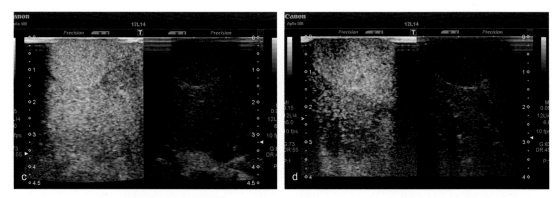

图 6-6（续）　腹腔镜下肝切除术，术中腹腔镜超声造影有助于快速精准诊断肝肿瘤良恶性

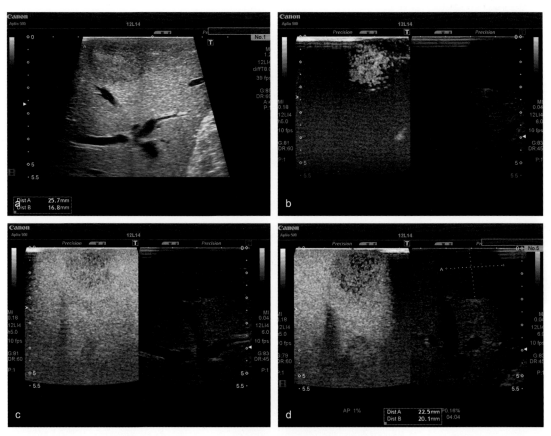

图 6-7　腹腔镜下肝切除术，术中腹腔镜超声造影有助于快速精准诊断肝肿瘤良恶性

术中腹腔镜显示肝右叶近肝表面见 2.5 cm×1.6 cm 低回声实质团块，边界不清，形态不规则，内部回声分布不均匀（a）。注射 0.6 mL Sonazoid™ 后，术中腹腔镜 CEUS 显示，该病灶在动脉期早期呈整体快速不均匀高增强（b），门脉期出现消退，表现为稍低回声（c），延迟期及血管后期始终呈低回声（d）。该病灶经腹腔镜顺利手术切除及取出。经病理证实为转移性肝癌

（二）超声造影在结直肠癌肝转移术中的应用

- 近年来，随着临床化疗手段的不断改进，肝癌或肝转移癌的治疗方案也随之更新。一些以往被视为无法切除的肝内病灶，在有效的术前化疗后，往往可转化为 R0 期可手术切除。

- 但是，术前化疗同时也会使肝内病灶，尤其是肝内转移灶在术前灰阶超声甚至术中灰阶超声图像上变得难以显示，即表现为影像学上"神秘消失的病灶"。据报道，其临床发生率为 7%~37%。然而影像学上完全缓解并不意味着该病灶被彻底治愈，小的肝转移灶消失的现象并不是实际的生物学病灶消失，其伴随的微小病灶残留率很高，局部复发率也很高。

- IO-CEUS 有助于在术中识别结直肠癌肝转移患者化疗后消失的病灶（图 6-8）。具有较长的枯否期的 Sonazoid™ 增强的 IO-CEUS，被认为是肝外科术中具有最高的检出率和敏感性的成像方式。

- 以往文献报道，有 25%~53% 的肝转移性病灶直径小于 1 cm。然而，目前术前常规影像学成像仅能发现 50% 的小于 1 cm 的肝内病灶，尤其在显示小于 0.5 cm 的肝转移灶病变时，其显示检测准确度明显下降。

- 而 IO-CEUS 的准确性不受病变大小的影响，IO-CEUS 可用于敏感检出化疗后肝内小的转移性病灶，尤其对于小于 0.5 cm 的肝转移灶病变的显示准确性明显提高。应用 IO-CEUS 以后，对肝内转移癌病灶的敏感性提高到 87%~94%，特异性提高到 92%~94%。IO-CEUS 有助于提高肝内微小转移灶的检出率，确定肝内肿瘤浸润范围，改善外科术中决策及 R0 期肝切除的成功率（图 6-9）。

（三）超声造影在开腹或腹腔镜下消融术中的应用

- 腹腔镜下或开腹射频、微波消融治疗（RFA、MVA）适用于位置困难不适合经皮消融治疗的病灶，例如邻近膈肌、胆囊、胃肠、心包等重要内脏结构的病灶。遵循"radical，but

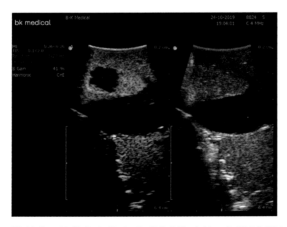

图 6-8　结肠癌肝转移患者化疗后"消失"病灶，灰阶超声显示不清

术中 Sonazoid™ 增强的 CEUS 显示，枯否期可见病灶出现特异性消退，表现为边界清晰、形态不规则的低回声团块。其在灰阶超声上表现为隐匿的等回声团块。

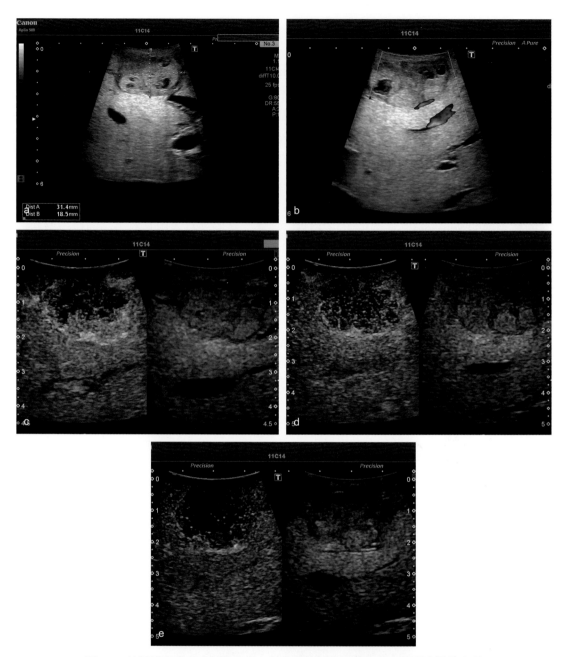

图 6-9　结肠癌患者手术切除术中，新发现的肝内结节的术中超声造影的表现

男性患者，50 岁，诊断为结肠癌行手术切除。术中探查肝脏时，发现肝右叶近肝表面见疑似转移结节。术中超声显示，肝右叶肝包膜下见 3.1 cm×1.8 cm 高低混合回声囊实性团块，边界不清，外绕低回声暗环（a），CDFI 在病灶周边测及少量短线状彩色血流信号（b）。注射 0.6 mL Sonazoid™ 后，IO-CEUS 显示，该病灶动脉期由周边开始，呈环状不均匀高回声增强（c），门脉期早期快速消退呈低回声（d），延迟期及血管后期始终呈边界清晰的低回声（e）。该病灶经手术切除及病理证实为肝右叶转移灶

conservative surgery"的理念，术中超声有助于术中确定 HCC 的分期，实时引导 RFA 的进针路径。

- 术中腹腔镜超声造影（L-CEUS）在实时监测 L-RFA 疗效中发挥了积极的作用。L-CEUS 在 L-RFA 后 20 min 评估肿瘤内部的坏死区域。如果 L-CEUS 显示在超声造影各个时期，肿瘤内完全不增强，反映了肿瘤内部在 RFA 后出现凝固性坏死（图 6-10）。如果消融区域内持续存在局灶性的增强区域，表示肿瘤内部还有残留组织的血流灌注。

- L-CEUS 通过显示肿瘤内部的高增强区域，敏感地提示肿瘤内部不完全消融的部位，并能精准引导第二次消融，有助于有效减少局部复发。此外，对于灰阶超声显示不清的病灶，消融前采用 Sonazoid™ 造影，可准确定位病灶，清晰显示病灶范围，利用枯否像引导精确穿刺布针消融（图 6-11）。

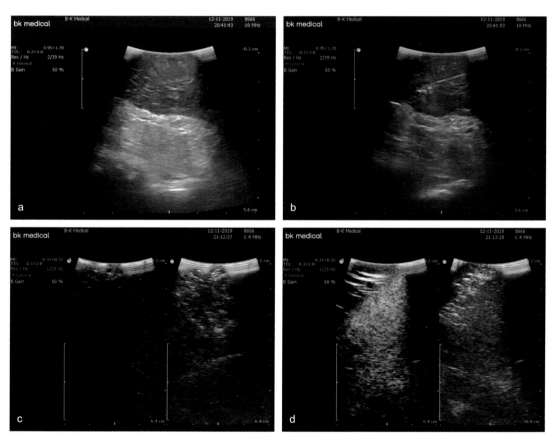

图 6-10 肝细胞癌术中射频消融治疗

肝右叶近肝表面可见稍低回声实质团块，边界不清，形态不规则（a）。IOUS 实时可视化引导 RFA 进针及消融（b）。消融后 20 min，IO-CEUS 评估肿瘤内部坏死区域，可见肿瘤无强化，反映了肿瘤内部在 RFA 后出现凝固性坏死（c）。同时消融区外的肝脏实质可见明显增强

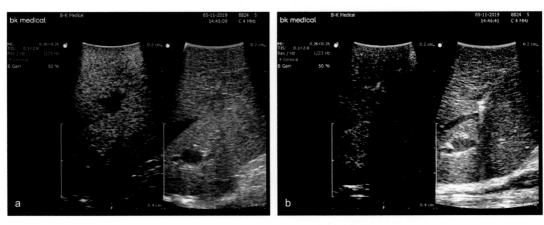

图 6-11　化疗"消失"的肝细胞肝癌病灶

该病灶灰阶超声显示不清，术中 Sonazoid™ 造影，超声造影枯否期可清晰显示肝内低回声团块，边界不清，形态不规则（a）。术中超声利用枯否期病灶清晰显示的优势，引导精确穿刺布针、实时可视化消融（b）

（四）超声造影标识门静脉流域在解剖性肝切除术中的应用

- 门静脉侵犯是肝细胞癌的生物学特性。解剖性肝切除术由 Makuuchi 教授提出并倡导，要求完整切除荷瘤肝段门静脉流域，以期清除瘤周门静脉流域内可能的播散灶，提高肝癌患者生存率并减少手术并发症。

- 传统门静脉流域显示手段包括超声引导门静脉穿刺亚甲蓝（美蓝）染色、解剖 Glisson 蒂阻断血流等方法，但上述方法仅能在肝脏表面显示门静脉流域范围。而经目标门静脉直接注入适量超声造影剂即可在超声图像上清晰显示肝脏深部门静脉流域范围，尤其是 Sonazoid™ 可以被枯否细胞吞噬，可在肝内停留较长时间。

- 将适量 Sonazoid™ 与荧光显影剂吲哚菁绿混合同时注入目标门静脉，可以利用 IOUS 及荧光腹腔镜持久显示目标门静脉流域，为精准腹腔镜肝切除提供了的新技术手段（图 6-12）。

五、其他相关临床应用

（一）超声造影在术中胆道造影中的作用

- Urade 等于 2013 年报道术中用稀释 1 000 倍的 Sonazoid™ 经胆囊管注入，显示肝内外胆管，并利用三维超声重建三维立体胆管结构图。该方法对肝内胆管的显示度优于术前核磁胆道成像（MRCP）。与术中 C 臂机胆道造影相比，该方法简单易行、实时、可重复。

- 2016 年，Urade 等报道该方法用于活体肝移植供肝切取术。

- 2019 年，Tanaka 等报道采用 Sonazoid™ 术中胆道造影用于胆漏检查的前瞻性研究，以期提高发现肝切除切面胆漏发现率，降低术后胆漏率。

（二）超声造影在肝移植术中的应用

- 肝移植手术的成功与否很大程度上取决于术后并发症的早期发现、精准诊断与及时治疗。

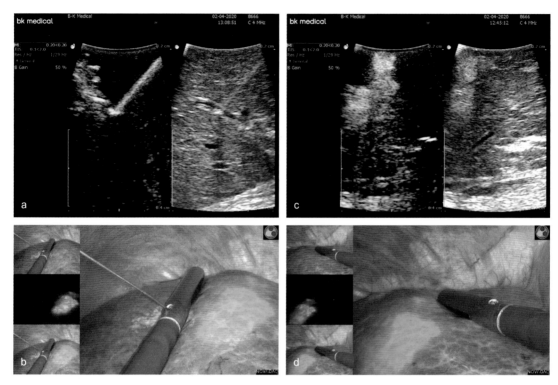

图 6-12　解剖性肝切除

CEUS 联合 ICG 显示门静脉流域。腹腔镜超声引导穿刺目标肝段门静脉分支，注入 Sonazoid™ 造影剂与 ICG 混合液，可以在超声下动态观察造影剂沿门静脉血流扩散，三维立体显示门静脉流域范围（a）。同时在荧光腹腔镜下可以观察到相应门静脉流域范围（b）。CEUS 联合 ICG 显示门静脉流域，在肝实质离断前即可以清晰显示流域边缘距肿瘤的距离（c），预判切缘大小，精准规划手术切除范围，以获取最佳肿瘤学效果（d）

　　尽管 CDFI 成像简便，具有较高的敏感性和特异性，但其对门静脉血栓或癌栓的鉴别，以及肝动脉扭曲、重叠或侧支循环形成的判断仍有一定的困难。

- IO-CEUS 从微循环血流灌注的角度，进行供体及受体肝脏移植肝状态的评估。有助于直接观察供肝血管重建后的通畅程度，了解血管有无栓塞、扭曲、狭窄等，便于及时处理，减少少术后并发症。

- 肝移植中随时可以注射 UCA，IO-CEUS 有助于了解肝脏整体的微循环血流灌注状态。例如活体（半）肝移植术，由于对切下待移植的半肝需要进行"修边"及切口的处理，时间过长后会发生肝脏边缘的低灌注甚至坏死。供体肝由于取肝的时机太晚或冲灌洗不充分，也会造成供肝的微小血管血栓形成而导致的灌注障碍。IO-CEUS 造影有助于对吻合口的及时观察。

六、局限性

- IOUS 及 IO-CEUS 检查对于外科医生的要求较高，术中隐匿性病灶的敏感检出和准确识别依赖于外科医生的操作手法和对超声图像的识别。

- 术中门静脉穿刺 CEUS 显示门静脉流域需要外科医生能够正确解读超声图像中血管解剖，

并与术前 CT、MRI、三维重建等影像学图像匹配。

- 腹腔镜下 CEUS 受腹腔镜入路（Trocar 孔）的影响，扫查方向及角度受限。

七、未来发展前景

- IO-CEUS 具有简便、灵活、实时、特异的优势，有助于外科术中在较短时间内迅速判断病灶性质、尽可能地完整切除病灶，同时避免不必要的组织器官损伤。
- IO-CEUS 的应用，不仅提高了外科手术的精确度和安全性，有效缩短手术时间，而且提高了手术的可靠性和根治性，为外科医师术中提供更可靠、安全、便捷的影像学辅助手术方案。
- 随着新型超声探头、超声造影剂的不断研发及人工智能技术的引入，IOUS 及 IO-CEUS、联合其他多模态影像引导必将成为肝脏外科手术中重要的一个环节。

（王晓颖　董怡　黄备建）

· 参考文献 ·

[1] Arita J, Takahashi M, Hata S, et al. Usefulness of contrast-enhanced intraoperative ultrasound using Sonazoid in patients with hepatocellular carcinoma[J]. Ann Surg, 2011, 254(6): 992-999.

[2] Russolillo N, Borello A, Langella S, et al. Comparison of laparoscopic ultrasound and liver-specific magnetic resonance imaging for staging colorectal liver metastases[J]. Surg Endosc, 2021, 35(7): 3547-3553.

[3] Stavrou G A, Stang A, Raptis D A, et al. Intraoperative (contrast-enhanced) ultrasound has the highest diagnostic accuracy of any imaging modality in resection of colorectal liver metastases[J]. J Gastrointest Surg, 2021, 25(12): 3160-3169.

[4] Takada T, Yasuda H, Uchiyama K, et al. Contrast-enhanced intraoperative ultrasonography of small hepatocellular carcinomas[J]. Surgery, 1990, 107(5): 528-532.

[5] Torzilli G. Contrast-enhanced intraoperative ultrasonography in surgery for liver tumors[J]. Eur J Radiol, 2004, 51(Suppl): S25-29.

[6] Tanaka M, Kido M, Kuramitsu K, et al. Efficacy of the bile leak test using contrast-enhanced intraoperative ultrasonic cholangiography in liver resection: a study protocol for a non-randomised, prospective, off-label, single-arm trial[J]. BMJ Open, 2019, 9(6): e029330.

[7] Urade T, Fukumoto T, Tanaka M, et al. Contrast-enhanced intraoperative ultrasonic cholangiography for real-time biliary navigation in hepatobiliary surgery[J]. J Am Coll Surg, 2014, 218(2): 43-50.

第七章
肝肿瘤的动态超声造影定量分析

一、概述

- CEUS 凭借纯血池造影剂的优势，能够实时动态、准确地反应肿瘤及炎症病灶内的微循环血流灌注。动态 CEUS 定量参数可以通过脱机软件拟合及经过呼吸运动矫正而获得。
- 最常用的动态超声造影定量参数包括：TTP、曲线下面积（area under the curve，AUC）、平均渡越时间（mean transit time，MTT）、峰值强度（peak intensity，PI）等。
- 通过对比病灶 CEUS 动态增强及消退的变化，实现敏感、定量鉴别肝肿瘤的良恶性。
- 动态 CEUS 定量分析结合 TIC 曲线及相应的定量参数，为无创、敏感评估肝脏恶性肿瘤早期放化疗或新辅助治疗疗效提供了全新的影像学方法。

二、肝肿瘤中的应用

（一）引言

- CEUS 通过实时动态观察动脉期、门脉期及延迟期的 CEUS 增强模式来鉴别大多数肝脏良恶性肿瘤。
- CEUS 凭借其实时动态成像，准确评估肿瘤的微循环灌注的独特优势，提高了肝脏肿瘤的多学科诊治水平，根据最新版的 ACR CEUS LI-RADS 标准，在肝硬化等高危人群中，凭借超声造影典型的表现，即可诊断肝细胞肝癌。
- CEUS 还可用来反映脏器微循环血流灌注的动态变化。与 CT 和 MRI 的增强造影剂不同的是，超声造影剂微泡是纯血池造影剂，只在血管内流动，不会溢出至组织间隙，是真正的微循环灌注示踪剂。
- CEUS 能够动态、持续地观察病灶的微循环血流灌注，而 CT 或 MRI 仅能根据动脉期（10~45 s）、门脉期（50~90 s）及延迟期（2~5 min）某一时刻的静态图像来评估病灶的增强 - 消退程度。

（二）超声造影灌注参数的诊断性评估

超声造影定量分析最常见的灌注参数通过脱机分析软件获得，包括 TTP、AUC、平均渡越时间、增强及减退速率、峰值强度、上升时间，增强及减退至 50% 所需时间等。在动态血流成像（dynamic vascular pattern，DVP）中，利用伪彩标注显示肿瘤内造影剂灌注的快慢和强度，红色和黄色表示局部高增强，绿色和蓝色表示局部低增强，更容易突出显示肿瘤内部的不均质性，使术前明确诊断及监测微创治疗的疗效成为可能。

1. 肝肿瘤良恶性鉴别诊断

- 不同肝肿瘤的良恶性可以通过 CEUS 时间强度曲线（time intensity curves，TIC）增强及减退的特点来鉴别。
- 恶性肿瘤的时间强度曲线特点为门脉期晚期开始减退，肝内胆管细胞癌的减退较 HCC 更早，一般在门脉期早期开始减退。这些特点可以帮助鉴别肝细胞肝癌和胆管细胞癌（图 7-1，图 7-2）。

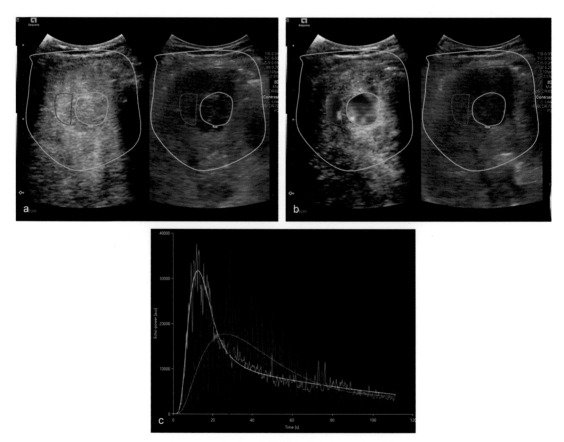

图 7-1　肝细胞肝癌的超声造影定量分析图像

脂肪肝背景下，肝右叶可见一个低回声实质团块，边界不清，内部回声分布不均匀（a）。超声造影显示，该病灶动脉期表现为整体不均匀高回声增强（b），从 TIC 灌注曲线可见，肝肿瘤的 TIC 曲线（绿色曲线）与周边肝实质相比（红色曲线），动脉期表现为早期高回声增强，门脉期消退并在延迟期始终保持低回声增强（c）

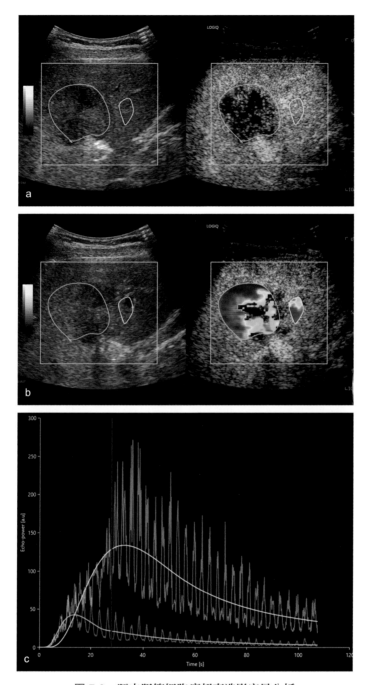

图 7-2　肝内胆管细胞癌超声造影定量分析

灰阶超声显示，正常肝背景下，肝右前叶可见直径约 4.0 cm 低回声实质团块，边界不清，内部回声分布不均匀（a）。注射 SonoVue™ 后，超声造影显示该病灶动脉期呈不均匀树枝状稍高回声增强，并在动脉期晚期快速消退呈低回声（b）。从 UCA 灌注曲线可见，肝肿瘤的 TIC 曲线（绿色曲线）与周边肝实质相比（黄色曲线），动脉期表现为早期稍高回声增强，动脉期晚期快速消退，在门脉期及延迟期始终保持低回声增强（c）

2. HCC 和高增强的转移性肝癌的鉴别诊断

- 从 CEUS 定量曲线可见，HCC 的达峰时间、上升时间和减退时间显著高于转移性肝癌，同时曲线下面积和峰值强度也明显较转移性肝癌高。

- 以往的研究表明，HCC 的大小和分化程度均能影响 CEUS 的灌注参数。CEUS 定量参数中，减退时间、上升时间、达峰时间、PI 和 AUC 在 HCC 与转移性肝癌中均有显著性差异。

- 动态 CEUS 有助于鉴别不同性质的肝恶性肿瘤。在所有的 CEUS 定量参数中，PI 和减退时间有助于鉴别不同性质的肝恶性肿瘤（图 7-3）。

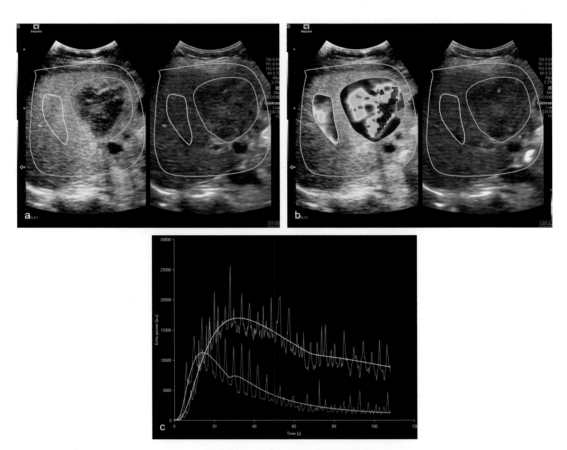

图 7-3　转移性肝癌动态超声造影定量分析表现

注射 SonoVue™ 后，肝右叶低回声病灶表现为整体不均匀高回声增强（a）。动脉期晚期，病灶内部出现消退，并在整个门脉期及延迟期呈低回声改变（b）。从 TIC 灌注曲线可见，肝肿瘤的 TIC 曲线（绿色曲线）与周边肝实质相比（黄色曲线），动脉期表现为早期稍高回声增强，动脉期晚期快速消退，在门脉期及延迟期始终保持低回声增强（c）

3. 超声造影定量分析鉴别肝局灶性增生性结节和炎症性肝腺瘤

- 肝脏良性肿瘤的超声造影表现有时较类似，CEUS 定性和定量数据已被证实可用于鉴别 FNH 和炎症性肝腺瘤，定性指标和定量参数的诊断准确性分别是 93.6% 和 95.9%。

- 由 DEGUM 开展的一项超过 1 200 例肝肿瘤的多中心研究结果表明，与增强 CT 及增强 MRI 相比，CEUS 定量分析的诊断准确性可达 90%。

- 根据 CEUS LI-RADS 标准，动脉期不均匀高回声增强是直径 ≤ 1.0 cm 的 HCC 典型的特点。CEUS 定量分析的伪彩图和定量参数能更好地突出肝肿瘤增强－消退的特点。CEUS 灌注分析有助于鉴别无症状的肝血管畸形（HVaMs）和无症状的遗传性肝脏毛细血管扩张症（HHT），其中峰值强度、增强指数（WiPI）及增强曲线下面积（WiAUC）具有显著性差异。

- 动态 CEUS 定量分析可清晰显示遗传性毛细血管扩张症中小血管或大血管的分流及程度（图 7-4）。

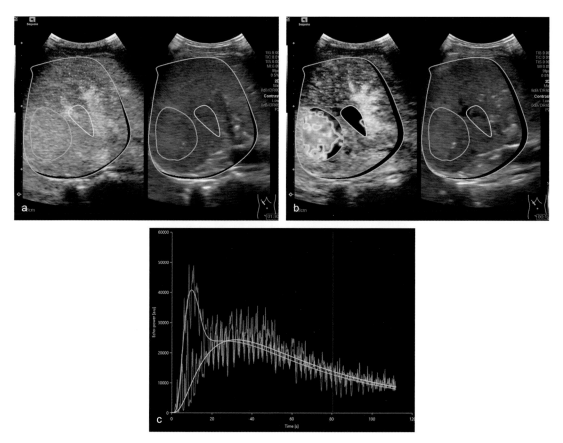

图 7-4 肝脏局灶性结节样增生超声造影表现

注射 SonoVue™ 后，肝右叶稍高回声病灶在动脉期表现为整体不均匀放射状高回声增强（a），门脉期及延迟期，病灶始终未见明显消退，表现为稍高回声增强（b），从超声造影剂 TIC 灌注曲线可见，肝肿瘤的 TIC 曲线（绿色曲线）与周边肝实质相比（黄色曲线），动脉期早期表现为高回声增强，并迅速达峰，在门脉期及延迟期始终与周边肝实质保持等回声增强

（三）超声造影评估肿瘤治疗疗效

1.超声造影评估肿瘤早期化疗疗效

- CEUS 有助于无创、敏感地评估肝恶性肿瘤早期化疗疗效。

- 以往研究将 CEUS 的 TIC 曲线作为不可切除 HCC 的患者行仑伐替尼免疫治疗的早期影像学评价指标，在治疗前以及治疗后 7 天行超声造影检查，治疗后 8 周行 CT 检查后，以 mRECIST 为金标准以评估肿瘤治疗疗效。结果显示治疗有效与无效者 TIC 曲线的曲线斜率、达峰时间、曲线下面积均有显著差异。CEUS 有助于早期精准评估晚期 HCC 仑伐替尼治疗的疗效（图 7-5）。

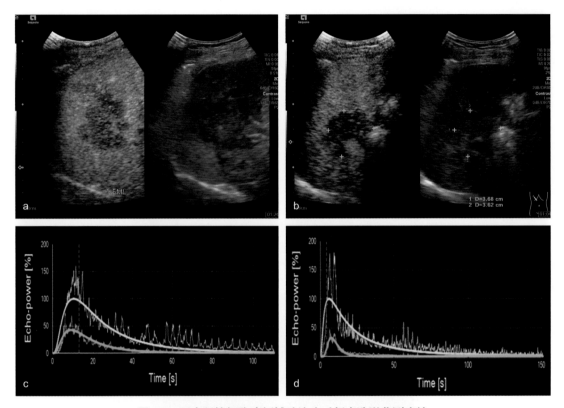

图 7-5 肝内胆管细胞癌新辅助治疗后超声造影监测疗效

肝右叶实质占位，经穿刺及病理证实为肝内胆管细胞癌。CEUS 显示新辅助治疗前后对比，肝右叶实质占位大小未见明显改变（a），其在门脉期及延迟期始终表现为低回声增强（b）。治疗前 TIC（c）与治疗后 TIC 曲线（d）相比，绿色曲线所代表的病灶内的血供减少，曲线 PI 减低，AUC 减少（d）

2. 经肝动脉化疗栓塞术的疗效评估

- 对于无法手术切除或消融治疗的肝恶性肿瘤患者，经肝动脉化疗栓塞（TACE）能够靶向治疗这类患者 HCC 病灶，CEUS 能够协助和监测 TACE 的过程，在无辐射的情况下显示 HCC 病灶的动脉期的丰富血供。

- CEUS 可监测选择性的化疗栓塞、粒子治疗以及磁珠治疗，也可在多灶性肿瘤部位监测化疗灌注，以及随访 TACE 术后的病灶的再灌注。

- 我们的研究发现，与增强 CT 及增强 MRI 相比，CEUS 在评估 TACE 术后的病灶的灌注有较高的诊断准确性。对于经验丰富的超声医生来说，CEUS 能够监测病灶残余血供、病灶是否扩散以及病灶的定位。

- 超声图像的伪彩图像中，红色和黄色表示肿瘤的不规则结节状强化或环状高回声增强，蓝色和绿色表示病灶乏血供的区域。超声仪器中的分析软件或脱机分析软件通过分析 CEUS DICOM 格式的动态视频可以评估 TACE 术后病灶的血供减少情况，以 TIC 或定量参数（如峰值强度、平均渡越时间、上升时间等）的形式显示分析结果。

- CEUS 可以准确监测使用 Embocept® 化疗灌注的较大病灶治疗后血流重建或再循环的情况。一项以往的研究利用彩色编码的定量分析软件监测 TACE 术后的血供情况，病灶中央及病灶周边的峰值强度有显著差异。彩色编码的 CEUS 灌注图像有助于评估肝脏肿瘤 TACE 术后的状况，定量参数中，PI 是最为有价值的指标。

3. 肝肿瘤消融疗效评估

- CEUS 可为肝恶性肿瘤消融治疗计划的制订、实施及疗效监测提供有用的信息。在经皮消融或术中消融时，CEUS 可被用来检测病灶消融是否完全、消融电极位置是否正确。

- CEUS 在监测肿瘤消融治疗的疗效中有较高的准确性，在病灶的边缘以及病灶周边肝实质中放置感兴趣区域，分析测量 ROI 的结果。在所有定量参数中，PI、MTT 和上升时间等灌注参数可有助于评估肿瘤的消融范围、安全边界以及病灶血供减少的程度，观察残余肿瘤是否有活性，监测随访过程中是否有复发（图 7-6）。

- CEUS 评估肝肿瘤消融疗效的准确性与增强 CT/MRI 相仿。消融后肿瘤周边的反应性充血表现为环形持续强化，门脉期及延迟期未见明显消退。而残余肿瘤或肿瘤复发表现为动脉期结节状增强、门脉期及延迟期减退较早的病灶。

- CEUS 是评估肝肿瘤射频消融或微波消融疗效的有利方法。CEUS 定量参数，包括 TTP、MTT、上升时间、PI 以及 AUC 等，可用来对比病灶中央、病灶边缘以及病灶周边肝实质的血供情况。对于射频消融的病灶而言，病灶中央与病灶周边肝实质、病灶中央与病灶边缘的峰值强度均有明显差异。对于微波消融的病灶而言，病灶中央与周边肝实质的峰值强度、上升时间和平均渡越时间均有明显差异。

- 不可逆电穿孔治疗后，完全消融的 HCC 病灶中央和病灶边缘的增强 AUC 与 PI 有显著差异。完全消融的肝脏转移瘤病灶中央和边缘、病灶中央和周边肝实质的增强 AUC 有显著差异。CEUS 有助于评估肝脏肿瘤不可逆电穿孔治疗后的治疗疗效。PI 和增强 AUC 是较为有价值的定量参数。

- 在经射频消融的 HCC 患者随访过程中，由 CEUS 分析得出的 ER（enhancement rate）和患者生存期经单因素及多因素分析，用于预测生存期的最佳 ER 截断值是 2.2 dB/s。单因素分析结果表明，与 ER 较低的患者相比，ER 高的患者生存期更短（48.8 个月 *vs.* 62.8 个月），无复发生存期更短（47.4 个月 *vs.* 60.2 个月）。ER 被证实是总体生存期和无复发生存期的独立危险因素，是 HCC 患者射频消融术后预测生存期的重要指标。

- 利用最新的灌注分析软件得出，经皮治疗后成功治疗的病灶和复发病灶的所有定量参数均存在显著差异。CEUS 灌注分析能准确评估肝脏恶性肿瘤经皮介入治疗后的疗效，也可用于评估病灶消融治疗后血供减少情况、病灶部分梗死情况、反应性炎症和坏死范围。

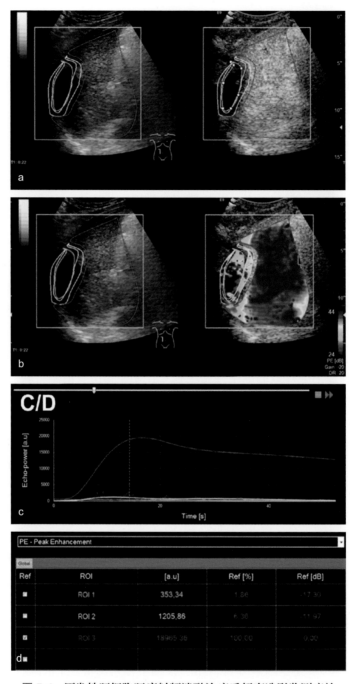

图 7-6　原发性肝细胞肝癌射频消融治疗后超声造影监测疗效

CEUS 显示消融治疗后肝右前叶上段包膜下见范围约 4 cm 的始终不增强区域（a），伪彩图中以黄色标记消融区域的反应性充血边缘，表现为轻度增强，绿色标记病灶中央（b），TIC 曲线（c）及表格中显示绿色区域峰值强度 <2%（d）

（四）肝脏超声造影定量分析与 CT/MRI 定量分析对比

- 增强 CT 需要较大剂量的造影剂，同时也伴有更多的电离辐射。增强 MRI 也需要大剂量的造影剂和较长的成像时间，且 CT/MRI 需要特殊的工作站和特殊的软件才能进行定量分析。
- CEUS 操作简单，没有电离辐射，仅需存储 1 min 以上格式为 DICOM 的造影视频，就能利用脱机分析软件进行更加全面的后续定量分析。
- 在对比肝脏微循环的 MRI 的 T1 加权成像和动态 CEUS 图像以评估肝功能时，CEUS 参数与 MRI 的 T1 弛豫时间（rrT1）均不相关。然而，CEUS 参数不能评估肝脏疾病的严重程度，可以根据增强 AUC、上升时间和增强支 PI 大致评估肝脏功能。

三、总结

肝脏动态超声造影定量分析适用于：
- 肝肿瘤良恶性的精准鉴别。
- 肿瘤新生血管的评估。
- 肝内小肿瘤的定位和鉴别。
- 射频消融、微波消融和不可逆电穿孔治疗计划的实施与疗效监测。
- TACE 的实施与疗效监测。
- 肝脏恶性肿瘤新辅助治疗后疗效评估。

（董怡　曹佳颖　王文平）

参考文献

[1] Dong Y, Koch J B H, Lowe A L, et al. VueBox(R) for quantitative analysis of contrast-enhanced ultrasound in liver tumors[J]. Clin Hemorheol Microcirc, 2021. 2021 Dec 5. doi: 10.3233/CH-211261. Online ahead of print.

[2] Dong Y, Qiu Y, Yang D, et al. Potential application of dynamic contrast enhanced ultrasound in predicting microvascular invasion of hepatocellular carcinoma[J]. Clin Hemorheol Microcirc, 2021, 77(4): 461-469.

[3] Wiesinger I, Wiggermann P, Zausig N, et al. Percutaneous treatment of malignant liver lesions: evaluation of success using contrast- enhanced ultrasound (CEUS) and perfusion software[J]. Ultraschall Med, 25018, 39(4): 440-447.

[4] Rennert J, Wiesinger I, Beyer L P, et al. Color coded perfusion analysis and microcirculation imaging with contrast enhanced ultrasound (CEUS) for post-interventional success control following thermal ablative techniques of primary and secondary liver malignancies[J]. Clin Hemorheol Microcirc, 2019, 73(1): 73-83.

[5] Rennert J, Wiesinger I, Schicho A, et al. Color coded perfusion imaging with contrast enhanced ultrasound (CEUS) for post-Interventional success control following irreversible electroporation (IRE) of primary and secondary malignant liver lesions[J]. J Gastrointestin Liver Dis, 2019, 28(3): 311-318.

第八章
超声造影在原发性肝癌微创治疗中的应用

第一节 · 超声造影在肝癌微创消融中的应用

一、概述

- 肝癌的局部治疗是小肝癌的三种根治性手段之一，同时，对复发性肝癌、多发性肝癌位于不同区域及无法耐受手术切除的肝癌患者来说，也是一种重要的治疗手段。

- 超声是局部消融治疗首选的影像学引导方式，可对肿瘤病灶行术前定位、术中实时引导穿刺及监测，术后即时进行疗效评估，其应用最为广泛。超声引导下肝癌微创消融治疗包括射频消融（radiofrequency ablation，RFA）、微波消融（microwave ablation，MWA）、冷冻消融（cryoablation，CA）、激光消融、高强度聚焦超声（high-intensity focused ultrasound，HIFU）等，具有创伤小、疗效显著的特点，目前已被各种肝癌指南推荐用于临床实践。

- RFA 是在超声或 CT 引导下将细针电极插入不可切除的肝脏病变内。电能通过电极传递至病灶，在电极周围产生热量。通常情况下，单独插入 RFA 的电极可导致直径等于或小于 3 cm 的区域性坏死，因此可完全消融 2 cm 的肿瘤，消融 0.5~1 cm 瘤周肝组织的安全边界，以确保不仅包括肿瘤边界，还包括显微镜下的微小播散灶。

- MWA 是通过消融天线传递至肿瘤内部，在天线辐射端周围局部的组织的偶极分子和蛋白质的极性侧链以极高频率振荡，增加分子运动，吸收微波能量，导致热量产生，通过热凝团使细胞核和染色质凝固、蛋白质凝固及细胞染色体畸变而诱导细胞死亡。MWA 以其更有效的高温加热消融性能和无热沉效应而受到广泛关注。最新的第三代系统结合了天线冷却和高功率发电机以及不同的天线设计，使得消融区的大小和形状可变，MWA 适用于更大的肝癌病灶或更接近血管和其他内脏结构的病灶。

- 消融治疗可与 TACE 进行联合治疗，可进一步实现肿瘤完全坏死和提高患者生存率，适用于早期和中期（BCLC-A 或 -B）肝癌患者的大于 3 cm 的 HCC 病灶。

- 融合成像技术是通过硬件和软件实现 1 种或 2 种以上影像学图像在同一平台进行显示和解

读、对比和分析的技术。CEUS-MRI 等融合成像技术可以综合不同影像学技术的优势，以及通过治疗前后的影像学图像对比，有望克服肝癌局部消融治疗中的一些困难，使得困难部位或隐匿性的肝癌的微创治疗成为可能。

二、超声表现

（一）微创消融术前规划中的应用

1. 灰阶超声

- 由于超声的可重复性高，以及实时引导性，拟行 RFA 及 MWA 的肝癌患者在治疗前先行超声检查。
- 其作用在于一是识别肿瘤位置及边界，二是识别肿瘤周边的重要解剖结构，从而确定安全的穿刺针道。

2. 彩色多普勒超声

- 有助于鉴别病灶周边毗邻的较大血管或胆管，规划合理的穿刺路径。

3. 超声造影

- 作为一种实时、可重复、无创的造影增强方式，可敏感显示肝癌的血流动力学特征。
- 根据 CEUS 动脉期高回声增强、延迟期消退呈低回声的特点，联合使用高频线阵超声探头，有助于检出二维超声呈等回声的隐匿性病灶，或浅表的隐匿性病灶，增强诊断信心。

4. 融合成像

- 融合成像技术通过术前 CT、MRI 与实时 CEUS 的图像融合，结合 CT、MRI 图像的高分辨率及 CEUS 检查的实时性与灵活性，对常规超声显示困难的肿瘤的定位有较大优势，使困难部位的肝癌消融成为可能。
- 结合 CEUS 技术，绝大部分病灶都可以在超声下进行定位，从而提高超声引导下的消融治疗的成功率。研究表明，融合成像技术对于肝内隐匿性病灶的检出率显著高于常规超声或 CEUS，尤其是较小的肿瘤、复发性肝癌及超声表现不典型肿瘤。
- 而对于超声显示困难的肿瘤患者，融合成像技术的正确定位率可达 90%~100%。

（二）微创消融术中实时导航的应用

1. 常规超声

- 是肝癌微创消融术中引导消融针穿刺、避开重要血管或脏器的最常用方法。
- 超声的实时引导，有助于消融过程中避开重要的解剖结构，减少对正常组织的损伤。但是常规超声引导下消融时，常难以辨认消融区域与未消融区域，且易受消融过程中产生的气体干扰。
- 以往研究显示，常规超声引导下，对于直径 >3 cm 的肿瘤完全消融率仅 29.0%~47.6%。

2. 超声造影

- 对于常规超声显示困难的肝癌病灶，CEUS 技术可提高病灶的显示并实时引导穿刺。
- Sonazoid™ 增强的 CEUS 的血管后期，可为超声引导下肝癌消融提供更长时间的实时增强显像，实时引导隐匿性病灶的消融治疗。

3. 融合成像

- 基于 CT 或 MRI 图像与 CEUS 融合导航技术，进行计算机辅助术前计划可提高完全消融率。CT/MR-CEUS 融合成像技术兼具超声成像的实时性及 CT/MR 图像的高分辨率，从而使部分原本无法在超声引导下消融的病灶重新获得超声引导穿刺消融的机会（图 8-1）。

- CT/MR-CEUS 融合成像在显示肿瘤位置的同时，还能更好地显示病灶周边的解剖结构，有助于提高操作者的信心、穿刺准确性以及消融成功率。研究证实，采用 CT/MR-CEUS 融合成像实时导航，可使超声显示困难结节的消融成功率达到 94.4%~100%。

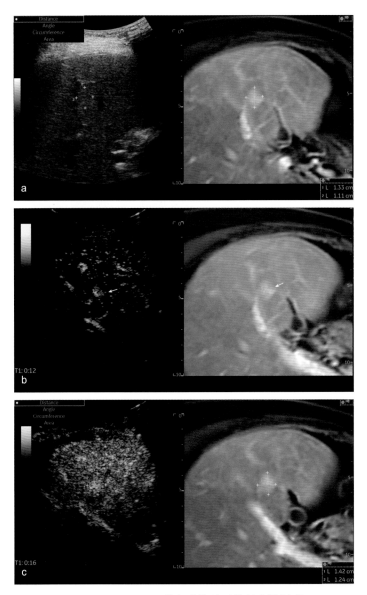

图 8-1 MR-CEUS 融合成像显示的复发性肝癌

在无 MRI 导航情况下，常规灰阶超声图像上难以发现可疑病灶，但在 MRI 导航下可见目标病灶呈等回声，边界不清（a. 测量标记为病灶范围）。在 CEUS 动脉期呈快速均匀的高回声增强（b. 12 s，测量标记为病灶范围），16 s 增强强度达峰值（c. 测量标记为病灶范围），门脉期及延迟期均呈等回声改变

（三）消融疗效的评估

1. 消融安全边界

- 为了达到肝癌的彻底消融，必须覆盖肿瘤边界以外的一定区域，即消融安全边界。现多数认为消融安全边界应在 0.5 cm 以上。
- 对安全边界进行准确的评估，对局部肿瘤进展的预测有重要意义。

2. 超声造影

- 是肝癌微创消融后评估疗效的一种简便、敏感的影像学方法。
- 肿瘤消融治疗后完全坏死表现为病灶完全不增强。残留或复发表现为消融后病灶周边或内部可观察到结节状或不规则的高回声增强区，其增强 - 消退表现与肝癌表现一致，即动脉期快速高回声增强，门脉期及延迟期减退呈低回声增强。
- CEUS 检查在术中可进行即时疗效评估，且其诊断准确性可与增强 CT/MRI 相媲美。
- 但由于其无法准确显示消融边界与原发肿瘤的位置关系，因而难以精准评估肿瘤的安全边界。

3. 融合成像

- 融合成像技术的出现使得客观评估安全边界成为可能。
- 有研究显示，其将术前、术后的超声图像进行融合，可以清楚显示原发肿瘤与消融区域的空间位置关系，从而更准确地测量消融边界，术后即刻判断消融是否足够。
- MR-CEUS 融合成像判断术后安全边界的敏感度、特异度及准确性分别为 93%、86% 及 96%。

4. 炎性反应带

- 肝癌微创消融后即刻，部分病灶可观察到周边有环形强化，需要与消融后残留进行鉴别。
- 可结合患者临床指标、其他影像学表现以及短期内随访进一步明确。

5. 三维超声造影

- 常规超声造影仅仅是二维平面扫查，可能遗漏病灶整体或边缘区域的微小的结节状强化。
- 实时三维超声造影可实现多切面动态观察，从三维立体的角度判断疗效，减少遗漏。

病例分享

─────── 病例 ❶ ───────

RFA 消融后无血供的肝癌病灶

患者，男性，59 岁，有慢性乙肝及丙肝病史。1 年前经体检发现肝占位，于当地医院检查腹部 CT，提示肝右叶恶性肿瘤可能大，该病灶已手术切除，病理提示 HCC。术后于当地医院定期随访中查腹部增强 CT，发现肝术区片状低密度影、肝门部及腹膜后多发肿大淋巴结。1 个月前于我院行 TACE 治疗，1 个月后至我院复查。实验室检查示肿瘤标志物均在正常范围内。常规超声示肝右叶下腔静脉旁可见 2.3 cm × 1.8 cm 低回声实质团块（图 8-2a，测量标记为病灶范围），边界不清，形态不规则，CDFI 示肿块内部未测及明显彩色血流信号（图 8-2b 箭头）。随即行 CEUS 检查，注射超声造影剂 Sonazoid™ 0.5 mL 后，肝右叶下腔静脉旁病灶 24 s 开始增强，呈整体不均匀增强（图 8-2c，测量标记为病灶范围；视频 8-1），31 s 达峰值，51 s 呈等回声（图 8-2d，测量标记为病灶范围），83 s 开始减退（图 8-2e，测量标记为病灶范围），延迟期（图 8-2f，测量标记为病灶范围）及血管后期始终呈稍低回声改变，考虑局部肝癌复发。患者于当日行超声引导下肝肿瘤射频消融治疗。术后 1 天复查 CEUS，示肝右叶下腔静脉旁见 3.3 cm × 3.2 cm 低回声实质团块，边界不清，形态尚规则，周边区域呈不规则高回声（图 8-2g，测量标记为病灶范围），CDFI 亦未测及肿块内部明显彩色血流信号（图 8-2h 箭头）。注射超声造影剂 SonoVue™ 2.4 mL 后，该病灶始终未见明显强化（图 8-2i~k 箭头；视频 8-2），证明该病灶已消融完全。

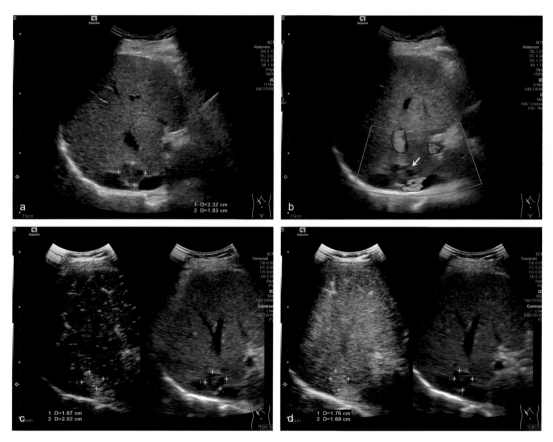

图 8-2　病例 1

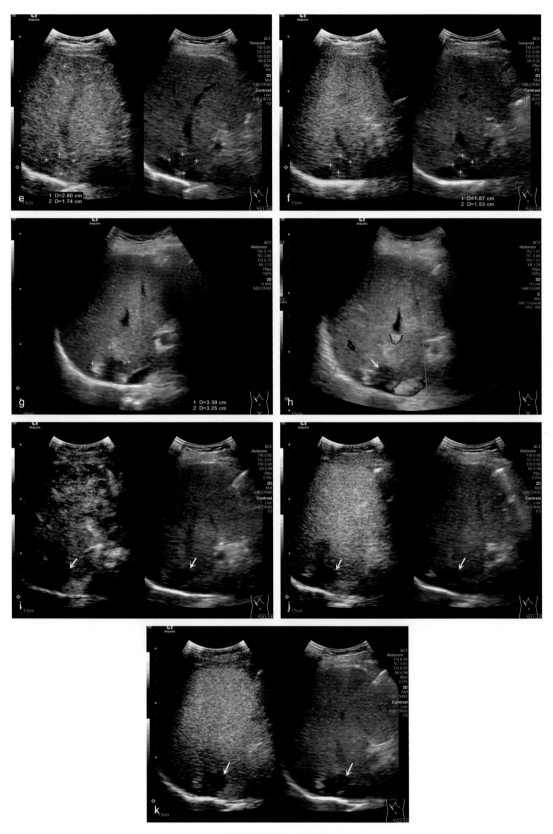

图 8-2（续） 病例 1

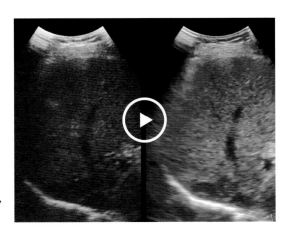

视频 8-1
动脉期－肝右叶下腔静脉旁病灶 24 s 开始增强，
呈整体不均匀增强

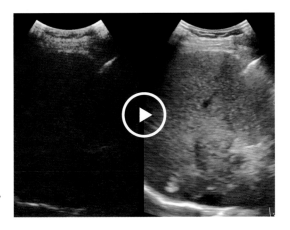

视频 8-2
动脉期－注射超声造影剂 SonoVue™ 2.4 mL 后，
该病灶始终未见明显强化

（董怡　曹佳颖　季正标）

参考文献

[1] Wang W P, Dong Y, Cao J, et al. Detection and characterization of small superficially located focal liver lesions by contrast-enhanced ultrasound with high frequency transducers[J]. Med Ultrason, 2017, 19(4): 349-356.

[2] Dong Y, Wang W P, Mao F, et al. Application of imaging fusion combining contrast-enhanced ultrasound and magnetic resonance imaging in detection of hepatic cellular carcinomas undetectable by conventional ultrasound[J]. J Gastroenterol Hepatol, 2016, 31(4): 822-828.

[3] Cao J, Dong Y, Mao F, et al. Dynamic three-dimensional contrast-enhanced ultrasound to predict therapeutic response of radiofrequency ablation in hepatocellular carcinoma: preliminary findings[J]. Biomed Res Int, 2018, 2018:6469703.

[4] 毛枫, 董怡, 王依平, 等. 超声造影联合影像导航在小肝癌微创诊治中的应用研究 [J]. 肿瘤影像学, 2019, 28(02): 84-89.

[5] 毛枫, 董怡, 曹佳颖, 等. 超声造影诊断隐匿性肝癌的临床应用 [J]. 中华超声影像学杂志, 2018, 27(02): 147-150.

[6] Dong Y, Wang W P, Gan Y H, et al. Radiofrequency ablation by contrast-enhanced ultrasound for hepatic malignancies: preliminary results[J]. Clin Radiol, 2014, 69(11): 1129-1135.

第二节 · 超声造影在肝癌经肝动脉化疗栓塞中的应用

一、概述

- 经动脉化疗栓塞 (transarterial chemoembolization，TACE) 是巴塞罗那分期 (Barcelona Clinic Liver Cancer classification，BCLC) B 期 HCC 患者的标准治疗方法，适用于无法耐受手术和经皮消融的进展期肝癌患者，在代偿性肝硬化 (Child-Pugh 状态 A 或 B) 和无门静脉并发症 (如血栓形成或食管胃底大静脉曲张) 的情况下，能显著提高患者生存率。

- TACE 主要通过阻断肿瘤滋养动脉来达到灭活肿瘤的目的，也是最常用、最有效的肝癌降期及肝移植过渡治疗手段，亦被多个临床指南推荐为首选的标准治疗方式。

- TACE 常用方案是顺铂、丝裂霉素、多柔比星 (阿霉素) 和表柔比星 (表阿霉素)，其结合了经动脉栓塞 (transcatheter arterial embolization，TAE) 和化疗输注。其目的是将含有碘油和栓塞颗粒的特定化学治疗剂注入到肿瘤的滋养动脉中，导致肿瘤细胞坏死，控制肿瘤细胞生长，降低正常组织化疗的毒性。

- 由于进展期肝癌患者存在较大的异质性，具有不同的肿瘤负担，因此需要进行个体化和个性化的治疗，且首次 TACE 治疗后，只有不到 2% 的患者获得完全缓解。没有完全缓解的肿瘤内可存在残留的活性组织和新血管生成，使肿瘤能够持续生长。因此，TACE 应行多次定期治疗。

- 既往研究表明，TACE 术后早期复发与局部复发密切相关，主要是由于局部残留栓塞不完全肿瘤未能被检测到。TACE 术后肝内肿瘤病灶的碘化油沉积情况对判断原发性肝癌的生存期及预后具有重要意义。但术后即刻进行的 DSA 对栓塞效果的评估并不能提示或预测 TACE 的术后疗效。

- 目前影像学检查对于肝癌 TACE 治疗后的疗效评估，往往通过基于 CT 或 MRI 图像的改良的 RECIST 标准，结合肿瘤缩小和强化部分改变的评估。随着 CEUS 技术的不断发展及新型造影剂的研发应用，CEUS 在 TACE 术前病灶评估和疗效预测、术中治疗监测、术后疗效评价及随访中均具有重要作用。

二、超声表现

(一) TACE 治疗前的应用

1. 常规超声
- 通过观察肝肿瘤的大小、位置、回声、边界、是否存在周围卫星灶及肝内血管是否有栓子，来反映肝癌患者肝癌的大致情况与肝脏的一般整体状况。

2. CEUS
- CEUS 可以明显提高 TACE 术前 HCC 的检出率及诊断的准确性，在肝癌 TACE 术前的诊断及鉴别诊断中发挥重要作用。

- 根据现有的 CEUS LI-RADS 标准，CEUS 诊断 LR-5 级的 HCC 阳性预测值为 98.5%，超声造影于 TACE 诊断 LR-5 类 HCC 具有高度特异性。

- CEUS 对鉴别原发性肝癌和胆管细胞癌具有重要价值，目前指南推荐，胆管细胞癌不适合于 TACE 治疗，CEUS 对 ICC 及 HCC 的鉴别诊断均具有高灵敏度（97.25%）、准确度（92.38%）和特异度（87.72%）。

3. 基于 CEUS 的影像组学预测

- 研究显示，HCC 患者首次 TACE 治疗的局部缓解情况与其对后续治疗的反应及患者的总体生存率明显相关。因此，对首次 TACE 疗程局部疗效预测的准确性对 HCC 患者的整体治疗至关重要。

- 研究表明，基于 CEUS 影像组学的深度学习模型可以通过定量分析术前的超声造影动态影像，来准确预测 HCC 患者首次接受 TACE 治疗的反应，进而结合预判疗效，为临床决策的选择提供更有用的建议。

（二）TACE 治疗后的应用

1. 常规超声

- 通过二维声像图表现可对 HCC 术后疗效进行分析与评估，肿瘤大小变化是重要的参考依据。TACE 术后 HCC 病灶缩小 ≥ 50% 为显著有效，肿瘤较术前缩小但缩小程度 <50% 为有效，肿瘤大小无明显变化且维持 1 个月以上为稳定，肿瘤体积增大或病情恶化为无效。

- 由于同一患者可进行多次 TACE 治疗或联合治疗，其治疗后肝癌的边界可较治疗前模糊，可因内部出现液化坏死而使得肝癌内部回声更不均匀。

2. CDFI

- TACE 治疗后，通过 CDFI 可清晰观察 HCC 病灶内和周围的血流分布，检测血流速度，还可评估门静脉压力和静脉瘤栓等情况。

- 以往曾有学者建议将 HCC 病灶血供分为 4 个级别（0 级，病灶内部及周边未探及血流信号；Ⅰ 级，病灶内部或周边探及 1~2 个点状彩色血流信号；Ⅱ 级，病灶内部或周边探及 3~4 个点棒状血流信号或病灶内部探及 1 条较长血流信号；Ⅲ 级，病灶周边见血流环绕且病灶内部探及较多短线状血流信号或 ≥ 2 条较长血流信号），将其中 Ⅱ、Ⅲ 级定义为血供丰富，0、Ⅰ 级定义为乏血供。发现血供丰富与乏血供病灶 TACE 治疗有效率分别为 69.9% 和 52.6%。

- 也有研究建议根据 CDFI 所探及血流信号的形态学特征将其分为 5 种类型（篮网状、分支状、穿入性、短线状及星点状），发现篮网状、分支状及穿入性 HCC 病灶 TACE 术后疗效更好。

- 然而，单凭彩色多普勒技术无法判断肝癌内部是否有残留，需要通过 CEUS 来进一步观察肿瘤内部的增强情况。

3. CEUS

- CEUS 对于肿瘤微循环的评估更为精准和敏感，可以作为早期评估 TACE 栓塞效果的影像学方法之一。

- TACE 治疗后的肝癌残留部分在超声造影图像上表现为快速增强和快速减退，而坏死部分则完全不增强。

4. 经肝动脉 CEUS

- 经肝动脉 CEUS 是在肝动脉内直接注射超声造影剂进行成像的技术，可更有选择性地评估肿瘤动脉血供情况。
- 以往研究显示，位于 HCC 结节周围的引流区作为 HCC 微循环组成的一部分，处于 HCC 微循环下游，负责 HCC 血液灌注后的引流，该处的血供情况同样可以反映 TACE 术后的栓塞效果（图 8-3）。术后即刻经肝动脉超声造影可敏感观察到 TACE 栓塞剂在瘤内的沉积范围及阻塞血管的范围。

5. 3D 超声造影

- 通过观察单一切面上的增强部分改变难以判断肿瘤整体的活性残留改变，因此可通过结合 3D 超声造影技术来多切面、多角度观察肝癌局部治疗的疗效。
- 动态 3D CEUS 在显示 HCC 病灶的空间位置关系、血供情况、局部微灌注和解剖学特征方面均优于常规 CEUS，可清晰显示 HCC 病灶的边界和供血动脉的更多细节及供血血管特征。

6. CT/MRI-CEUS 影像融合

- CEUS 可与 CT、MRI 等影像学检查技术实现融合，用于 TACE 术前及术后检测与评估 HCC。
- 曾有学者采用 CEUS 与 CECT 或 CEMRI 的容积导航图像融合技术，于 TACE 术后 24 h 内通过观察 HCC 病灶的微循环血流灌注评估治疗成功率。
- 通过 CEUS 与 CT/MRI 的实时融合，可精确定位肿瘤病变及探测肿瘤血供，还能实现多平面成像，从而发现超声检查难以显示的残留区域。

7. CEUS 定量分析

- CEUS 定量分析及定量拟合参数，能实时定量显示肝脏肿瘤的微循环状况，提供了一种评估 TACE 术后血流灌注改变的无创性方法。
- 以往研究显示，CEUS 定量参数中，达峰时间能间接反映肿瘤的血供结构，与手术前后血 VEGF 水平变化对 AFP 阴性复发性肝癌患者 TACE 疗效具有重要的预测价值。
- TACE 前后峰值强度及灌注指数的变化大致表现为术后 3 天 IMAX 及 PI 值显著下降，术后 15 天较术后 3 天略有上升，术后 30 天较术后 3 天则有较明显上升，但仍低于术前。

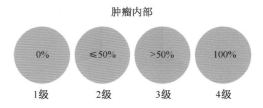

图 8-3　肝动脉栓塞化疗术后即刻经肝动脉超声造影判断疗效分组示意图

病例分享

病例 ❶

肝癌 TACE 治疗后有残留 1

患者，女性，57 岁，既往有乙肝病史 20 余年，发现肝占位 2 周余。外院增强 MRI 示肝右叶实质占位伴异常强化，病灶旁可见局部扩张的肝内胆管，最宽 5 mm，考虑为 HCC。实验室检查示：AFP 894.8 ng/mL，CEA 4.8 ng/mL，CA19-9 77.8 U/mL。患者行常规超声检查示肝右前叶近下腔静脉处可见 3.9 cm×3.3 cm 稍高回声实质团块，边界欠清，形态不规则，内部回声分布不均匀（图 8-4a，箭头所示为病灶范围；视频 8-3）。CDFI 可测及肿块内部短线状彩色血流信号，并可测及动脉频谱，RI：0.71。CEUS 检查示：注射 SonoVue™ 后，显示肝右前叶病灶 14 s 开始增强（图 8-4b，箭头所示为病灶范围；视频 8-4），呈整体不均匀强化（图 8-4c，箭头所示为病灶范围），19 s 达峰值（图 8-4d，箭头所示为病灶范围），22 s 呈等回声（图 8-4e，箭头所示为病灶范围），60 s 呈稍低回声，门脉期（图 8-4f，箭头所示为病灶范围）及延迟期均呈低回声改变。CEUS 诊断为：肝右前叶实质占位，考虑 HCC 可能性大。

患者于 CEUS 检查后第 2 日行 TACE 治疗，术中可见肝右叶膈顶部约 4 cm 肿瘤染色灶，微导管超选至肝右动脉供瘤血管，注入表柔比星（表阿霉素）10 mg+ 碘油 5 mL 制成混悬液栓塞后可见病灶内碘油沉积好，给予少量明胶海绵颗粒加强栓塞。治疗后第 2 日复查肿瘤标志物：AFP 476.2 ng/mL，CEA 4.4 ng/mL，CA19-9 57.8 U/mL。

TACE 治疗后第 3 日复查超声，可见肝右叶稍低回声病灶，大小仍为 3.9 cm×3.3 cm，其内见团块状的强回声区域（图 8-4g，测量标记为病灶范围），CEUS 示注射超声造影剂 SonoVue™ 后，动脉期可见病灶内除强回声区域外，内部有少许条索状强化及结节状强化（图 8-4h，测量标记为病灶范围；视频 8-5），至门脉期病灶内部仍有强化（图 8-4i，箭头所示为病灶范围）。

TACE 治疗 1 个月后再次复查超声及 CEUS 检查，常规灰阶超声可见肝肿块大小变化不明显（图 8-4j，箭头所示为病灶范围）。CEUS 检查示注射 SonoVue™ 后，肝右前叶病灶大部分增强，内部偏左侧可见始终未增强区，范围约 2.0 cm×2.0 cm（图 8-4k，箭头所示为病灶范围；视频 8-6），23 s 开始增强，26 s 达峰值，32 s 呈等回声，50 s 呈稍低回声（图 8-4l，箭头所示为病灶范围），90 s 呈低回声，门脉期及延迟期均呈低回声改变。考虑为 MT 介入治疗后改变(有血供)。当日再次复查肿瘤标志物示：AFP 122.6 ng/mL，CE 5.1 ng/mL，CA19-9 64.7 U/mL。患者于 3 日后又接受了一次 TACE 治疗，目前情况良好。

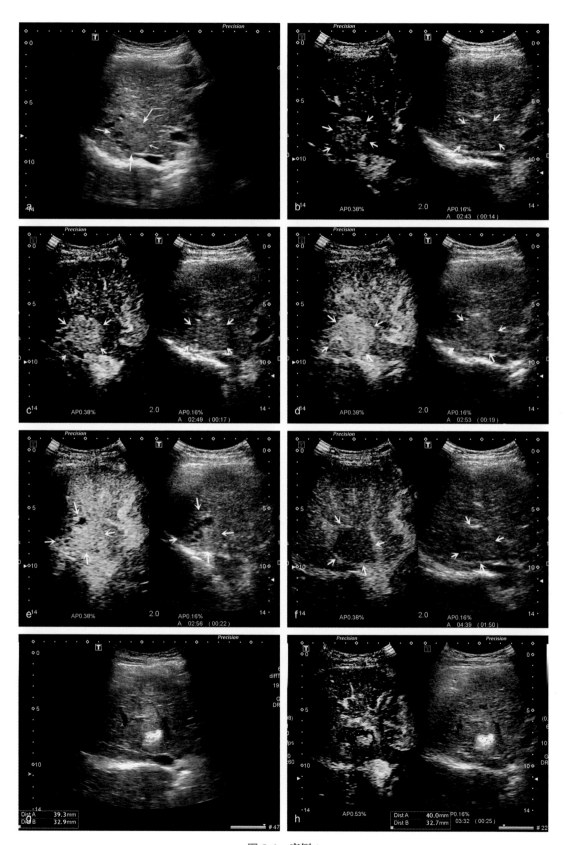

图 8-4 病例 1

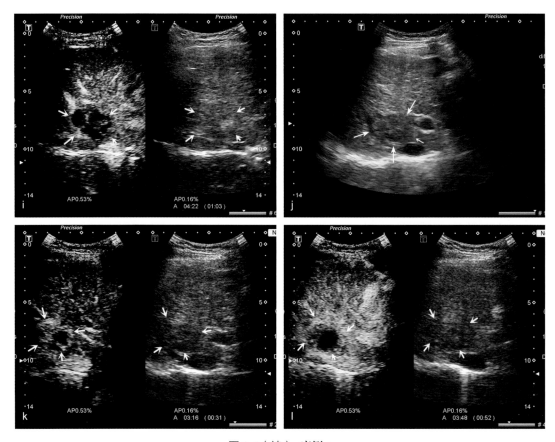

图 8-4（续） 病例 1

视频 8-3

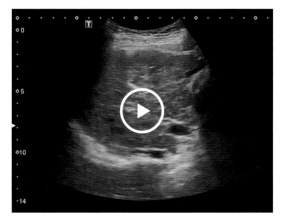

常规超声检查示肝右前叶近下腔静脉处可见 3.9 cm×3.3 cm 稍高回声实质团块，边界欠清，形态不规则，内部回声分布不均匀

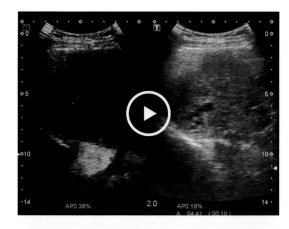

视频 8-4

CEUS 示注射 SonoVue™ 后，肝右前叶病灶 14 s 开始增强

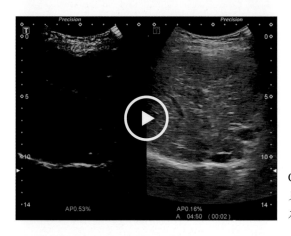

视频 8-5

CEUS 示注射超声造影剂 SonoVue™ 后，动脉期可见病灶内除强回声区域外，内部有少许条索状强化及结节状强化

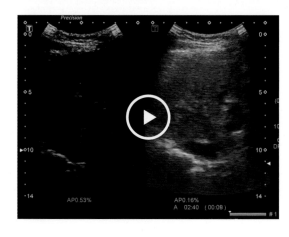

视频 8-6

CEUS 示注射 SonoVue™ 后，肝右前叶病灶大部分增强，内部偏左侧可见始终未增强区，范围约 2.0 cm×2.0 cm

病例 ❷

肝癌 TACE 治疗后有残留 2

患者，男性，67 岁，发现肝多发 HCC（穿刺活检证实）1 年余，2 次 TACE 治疗后来我院复查。本次治疗前实验室检查示：AFP 12.1 ng/mL，CEA 2.3 ng/mL，CA19-9 13.3 U/mL；

异常凝血酶原 9 926 mAU/mL。超声检查示肝内多发高回声及低回声团块，其中较大者位于肝右前叶胆囊旁，大小约 7.0 cm×6.0 cm，边界尚清，形态不规则，内部回声分布不均匀（图 8-5a，测量标记为病灶范围；视频 8-7）。CDFI 显示病灶内部线状及分支状彩色血流信号（图 8-5b，箭头所示为病灶范围），RI：0.71。CEUS 检查示：注射 SonoVue™ 2.4 mL 后，肝右前叶病灶整体不均匀增强（图 8-5c，箭头所示为病灶范围；视频 8-8），19 s 开始增强，23 s 达峰值，45 s 呈等回声，60 s 呈稍低回声，120 s 呈低回声改变，门脉期呈稍低回声（图 8-5d，箭头所示为病灶范围），延迟期呈低回声改变。考虑肝多发 MT 伴肝硬化。完善检查后发现除肝内占位外，肺内另发现有结节，因此临床建议改行 TACE 治疗肝肿瘤。

翌日，患者接受 TACE 治疗，造影见肝内多发肿瘤染色灶，注入奥铂 100 mg 灌注化疗，微导管超选至肝右及肝左动脉，给予表柔比星（表阿霉素）20 mg+ 碘油 15 mL 制成混悬液栓塞，见病灶内碘油沉积好，并经肝右动脉供瘤血管给予 150~350 μm 颗粒加强栓塞。患者术后情况良好，予以出院。治疗后第 3 日复查，发现肝内病灶大小变化不明显（图 8-5e，测量标记为病灶范围），CEUS 示病灶内部大部分区域仍有明显强化（图 8-5f、g，箭头所示为病灶范围；视频 8-9）。复查肿瘤标志物无明显变化。3 次 TACE 治疗疗程后复查，示肝内最大病灶边界欠清（图 8-5h，箭头所示为病灶范围），CEUS 后病灶内部仍有明显强化（图 8-5i，箭头所示为病灶范围；视频 8-10）。

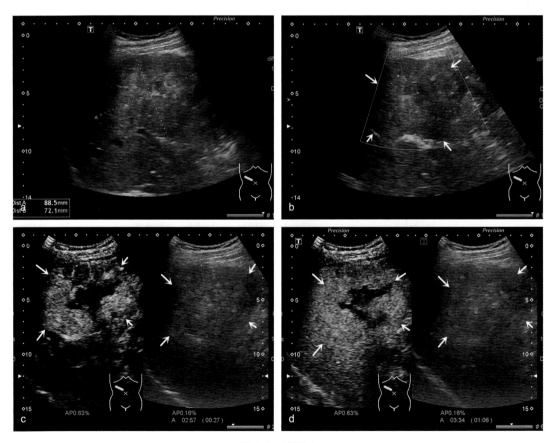

图 8-5 病例 2

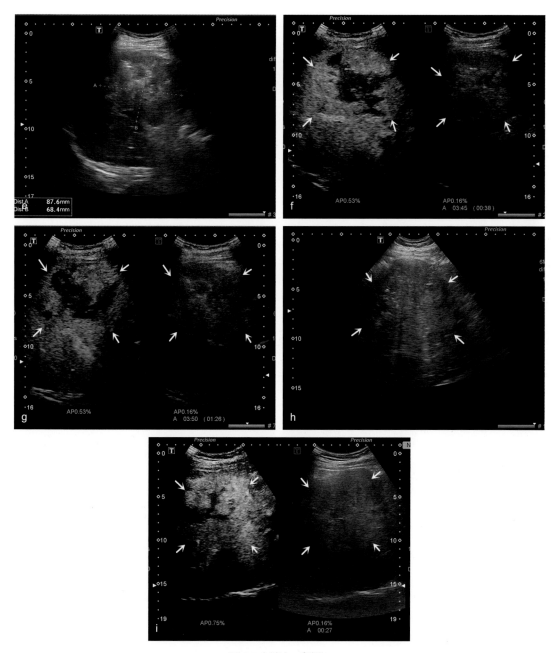

图 8-5（续） 病例 2

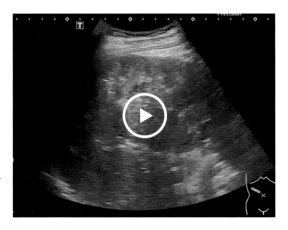

视频 8-7

超声检查示肝内多发高回声及低回声团块，其中较大者位于肝右前叶胆囊旁，大小约 7.0 cm×6.0 cm，边界尚清，形态不规则，内部回声分布不均匀

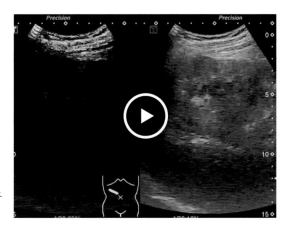

视频 8-8

CEUS 示注射 SonoVue™ 2.4 mL 后，肝右前叶病灶整体不均匀增强

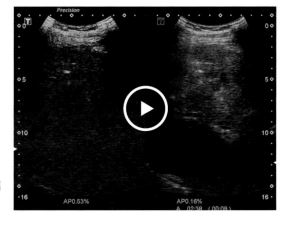

视频 8-9

治疗后第 3 日复查，发现肝内病灶大小变化不明显，CEUS 后病灶内部大部分区域仍有明显强化

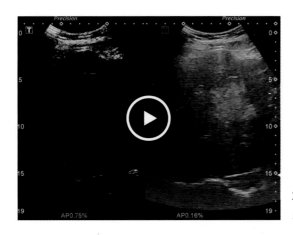

视频 8-10

3 次 TACE 治疗疗程后复查，示肝内最大病灶边界欠清，CEUS 后病灶内部仍有明显强化

（董怡　韩红　曹佳颖）

◆ 参考文献 ◆

[1] 刘健, 黄道中, 张青萍, 等. 彩色多普勒超声对影响肝癌经肝动脉化疗栓塞术疗效相关因素的研究 [J]. 中国医学影像技术, 2005, 21(11): 98-100.

[2] 刘明, 徐明, 黄光亮, 等. 超声造影定量分析评估原发性肝细胞肝癌患者行经导管肝动脉化疗栓塞术前后血流灌注的改变 [J]. 中华医学超声杂志 (电子版), 2020, 17(03): 262-267.

[3] Liu D, Liu F, Xie X, et al. Accurate prediction of responses to transarterial chemoembolization for patients with hepatocellular carcinoma by using artificial intelligence in contrast-enhanced ultrasound[J]. Eur Radiol, 2020, 30(4): 2365-2376.

[4] Ross C J, Rennert J, Schacherer D, et al. Image fusion with volume navigation of contrast enhanced ultrasound (CEUS) with computed tomography (CT) or magnetic resonance imaging (MRI) for post-interventional follow-up after transcatheter arterial chemoembolization (TACE) of hepatocellular carcinomas (HCC): preliminary results[J]. Clin Hemorheol Microcirc, 2010, 46(2-3): 101-115.

[5] Wobser H, Wiest R, Salzberger B, et al. Evaluation of treatment response after chemoembolisation (TACE) in hepatocellular carcinoma using real time image fusion of contrast-enhanced ultrasound (CEUS) and computed tomography (CT)--preliminary results[J]. Clin Hemorheol Microcirc, 2014, 57(2): 191-201.

第三节 · 超声造影在肝癌转化治疗疗效评估中的应用

一、概述

- 近 10 年来，随着分子靶向药物及免疫检测点抑制剂的问世，联合传统的局部治疗模式，使许多不可切除的中晚期肝癌重新获得了根治性手术的机会。转化治疗也成为当前临床研究的热点。

- 肝癌转化治疗通常指初诊时因肿瘤分期、手术技术或切除后残余肝脏不足等原因，判断为手术风险过高或不可切除的患者，经过系统、局部等治疗后，转变为技术上可能达到安全根治切除的治疗过程，称为转化治疗。

- 广义上肝癌转化治疗应包括肿瘤的降期治疗和对部分因为肿瘤处于临界可切除状态的新辅助治疗。理论上，转化治疗能缩小病灶，使局部进展期肿瘤降期为可切除，提高 R0 切除率；同时可降低淋巴结转移发生率和远处转移可能性。

- 自从 2007 年索拉非尼经 FDA 批准用于临床一线治疗中晚期不可切除的肝细胞肝癌后，肝癌的系统治疗出现了巨大的进步。当前已有多种分子靶向药物和免疫检测点抑制剂在晚期肝癌中应用。

- 目前以转化为目的的治疗很少以单一药物作为初始治疗方案。联合分子靶向药物和免疫检测点抑制剂的临床研究结果令人欣喜，联合应用具有良好的协同效应。尝试多种治疗手段的联合以期获得更佳的治疗效果，是当前中晚期肝癌治疗的研究重点，也是肝癌转化治疗的研究方向。

- 转化治疗开始后应每隔 4~8 周以放射影像学评估一次疗效，一旦病灶转化成功即可考虑手术切除。

- WHO 关于实体瘤的疗效评估标准（RECIST）：RECIST 标准，定义了 CT 或 MRI 检查中直径 >1 cm 的病变为可测量病变，并把最大、最易增殖的病灶作为靶病灶，但每个器官的靶病灶不得 >5 个，通过测量所有靶病灶的最长径线之和进行分组，其中：
  - CR 定义为所有目标的消失。
  - PR 定义为所有靶病灶最长径线之和减少 30%。
  - PD 定义为所有靶病灶最长径线之和增加 20% 或出现其他新病灶。
  - SD 被定义为径线增加但不足以符合 PD 或直径减少不足以符合 PR。

- 传统 RECIST 标准简单易测，对 HCC 患者转化治疗策略的制订与疗效判定有较大价值。但随着用药以及治疗策略的更新，转化治疗后的患者在传统 RECIST 标准下病灶的体积往往不变甚至增大，这是由于测量的病灶范围中包含肿瘤已经液化坏死的部分，因此评估结果中假阳性的比例较高。

- 改良 RECIST（mRECIST）标准：美国肝病学会（AASLD）提出的 mRECIST 是利用动态 MRI 或 CT 动脉期显示的增强程度和范围来显示"存活肿瘤"，可更加精确地评估肿瘤实质的变化。因此，可以较为准确地反映患者在转化治疗中的疗效评价，目前被认为是临床中最常用的实体瘤疗效评估标准。

- EASL 标准：欧洲肝病学会（EASL）则将减少有效肿瘤负荷纳入疗效评估标准，并再次修订关于 CR、PR、PD、SD 概念：
  - CR 定义为无强化的肿瘤区域，代表肿瘤已完全坏死。
  - PR 定义为增强区域减少 >50%，代表部分肿瘤组织坏死。
  - PD 定义为超过一个病变区域出现 25% 以上的增长或出现新病变。
  - SD 为肿瘤反应介于 PR 与 PD 之间。
- EASL 与 mRECIST 在接受局部治疗的 HCC 患者中显示了很好的一致性，证明了两种标准在总生存率方面有相似的预后价值。

二、超声表现

（一）常规超声表现

1. 灰阶超声
- 可观察并随访肝内肿块数量、大小及回声的变化情况。
- 同时可以观察肝脏整体回声的改变、血管内有无栓子、腹腔有无积液等。

2. 彩色多普勒超声
- 可检测肿块内血流情况的改变。

（二）超声造影表现

- CEUS 具有实时成像、无辐射等特点，不仅可以更精准地观察病灶在治疗后大小的变化，而且能敏感显示治疗后肿瘤内部是否有坏死区出现。
- 其评估疗效的敏感性和准确性与增强 CT/MRI 相仿。
- 动态 CEUS 通过时间－强度曲线及相关定量拟合参数，随访比较肿瘤在治疗前后微循环血流灌注的变化，从而早期、定量评估靶向药物及化疗的疗效。
- 动态 CEUS 定量反映肝肿瘤内部微循环血流灌注变化，时间明显早于增强 CT 或 MRI。以往研究发现，超声造影在口服靶向药 2 周后，最短甚至在用药 3 天后，可观察到与肿瘤内血流相关超声造影定量参数的变化，而依据传统 RECIST 标准最早要在治疗 2 个月后才可以判断疗效。
- 与增强 CT 及 MRI 相比，CEUS 可以实时监测肝肿瘤内造影剂进入至消退的整个过程。动态超声造影定量分析不仅可以通过测量肿块大小、判断肿块活性部分、勾勒坏死区评价化疗或靶向药抗肿瘤疗效，更能早期精准显示肿瘤内部微循环血流灌注的改变。但与增强 MRI 比较，CEUS 在新病灶的发现以及非靶肿瘤肝内进展的评估方面存在一定的局限性。

病例分享

病例 ❶
肝癌靶向治疗病例超声造影随访

患者，女性，63 岁。体检发现肝占位半个月，门诊拟"肝占位性病变"收入院行进一步检查与治疗。实验室检查示：AFP 3.2 ng/mL，CEA 0.8 ng/mL，CA19-9 9.4 U/mL。且无肝炎史。入院后查超声示肝右叶近第二肝门处见 3.2 cm × 3.4 cm 低回声实质团块，边界欠清，形态欠规则，周边及内部可见扩张的小胆管（图 8-6a，箭头所示为病灶范围；视频 8-11），CDFI 示内部可测及短线状彩色血流（图 8-6b，箭头所示为病灶范围），RI: 0.57。CEUS 示肝右叶病灶于注射 SonoVue™ 2.4 mL 后第 30 s 开始增强，呈整体不均匀稍低回声增强（图 8-6c，测量标记为病灶范围；视频 8-12），55 s 达峰值，峰值时回声稍低于周围肝实质（图 8-6d，测量标记为病灶范围），60 s 呈低回声，门脉期及延迟期始终呈低回声改变（图 8-6e、f，测量标记为病灶范围）。考虑肝右叶胆管细胞性恶性肿瘤。当日行超声引导下肝右叶占位穿刺活检，病理示肝内低分化腺癌伴较多淋巴细胞及浆细胞浸润，结合免疫组化结果，考虑 ICC。同期 MRI 显示除肝内病灶外，肝门部及腹膜后可见多发肿大淋巴结，第 2 腰椎右侧局部环形强化灶，考虑转移性可能大。随即患者于我院行化疗及 PD-1 治疗，并口服仑伐替尼。

患者经 1 个疗程的治疗后，随访 CEUS 示肝右叶近第二肝门处肿块大小约 3.3 cm × 3.0 cm（图 8-6g、h，测量标记为病灶范围），CEUS 示肝右叶病灶于注射 SonoVue™ 2.4 mL 后第 17 s 开始增强，呈整体不均匀稍低回声增强（图 8-6i、j，测量标记为病灶范围；视频 8-13），30 s 达峰值（图 8-6k，测量标记为病灶范围），峰值时病灶回声稍低于周围肝实质，37 s 呈低回声，门脉期及延迟期始终呈低回声改变（图 8-6l，测量标记为病灶范围）。患者同期复查上腹部增强 MRI 亦示较前明显好转。

患者在接受第 2 次靶向治疗疗程后，再次复查示肝右叶肿块，显示大小约 2.7 cm × 2.1 cm（图 8-6m、n，测量标记为病灶范围），CEUS 示肝右叶病灶于注射 SonoVue™ 2.4 mL 后第 14 s 开始增强，呈整体不均匀稍低回声增强（图 8-6o，测量标记为病灶范围；视频 8-14），26 s 达峰值，峰值时回声稍低于周围肝实质，54 s 呈低回声，门脉期及延迟期始终呈低回声改变（图 8-6p，测量标记为病灶范围）。

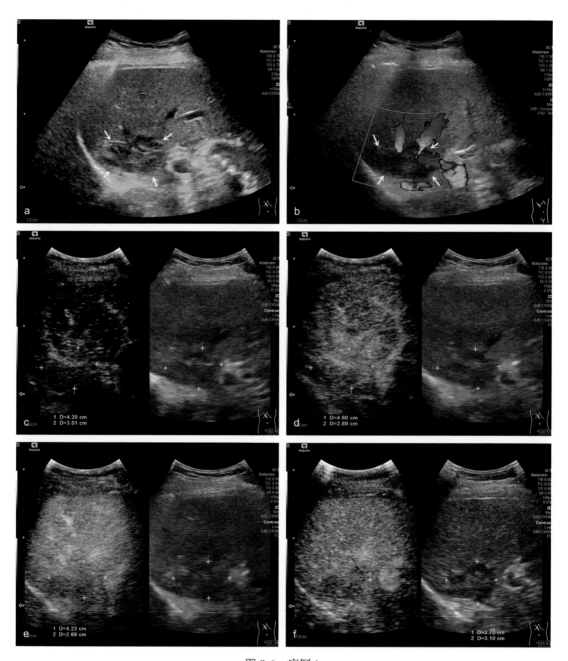

图 8-6　病例 1

治疗 3 周后复查:

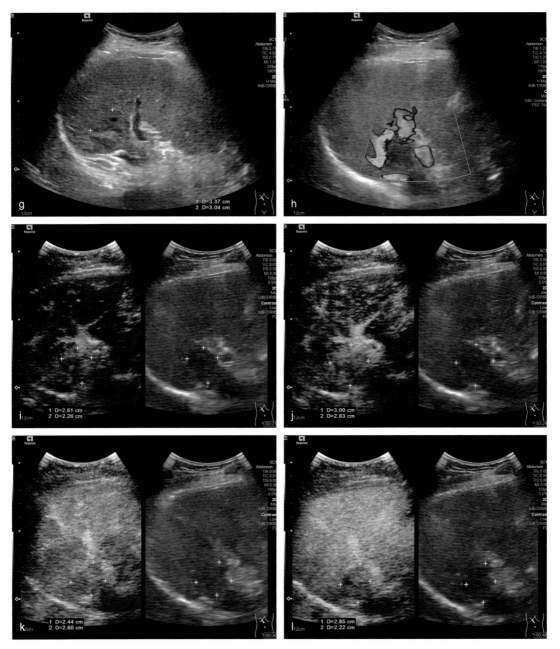

图 8-6(续) 病例 1

治疗 6 周后复查：

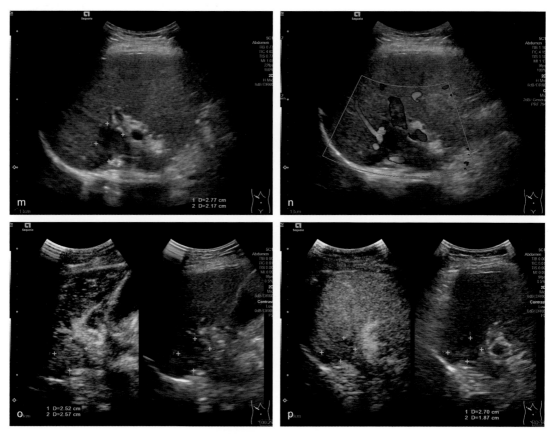

图 8-6（续） 病例 1

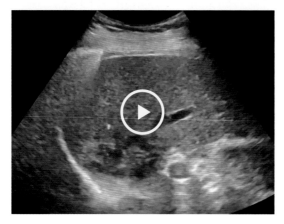

视频 8-11

超声示肝右叶近第二肝门处见 3.2 cm×3.4 cm 低回声实质团块，边界欠清，形态欠规则，周边及内部可见扩张的小胆管

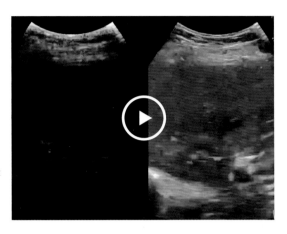

视频 8-12

动脉期-CEUS 示肝右叶病灶于注射 SonoVue™ 2.4 mL 后第 30 s 开始增强，呈整体不均匀稍低回声增强

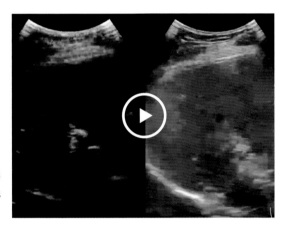

视频 8-13

动脉期-患者经 1 个疗程的治疗后，随访 CEUS 示肝右叶病灶于注射 SonoVue™ 2.4 mL 后第 17 s 开始增强，呈整体不均匀稍低回声增强

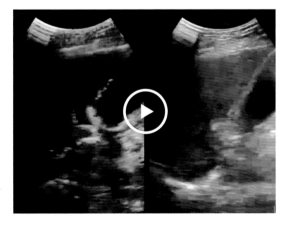

视频 8-14

动脉期-患者在接受第 2 次靶向治疗疗程后，CEUS 示肝右叶病灶于注射 SonoVue™ 2.4 mL 后第 14 s 开始增强，呈整体不均匀稍低回声增强

（董怡　曹佳颖　韩红）

· 参考文献 ·

[1] 国家卫生健康委员会.原发性肝癌诊疗规范(2019年版)[J].中华肝脏病杂志,2020(02): 112-128.

[2] 中国抗癌协会肝癌专业委员会转化治疗协作组.肝癌转化治疗中国专家共识(2021版)[J].中华消化外科杂志,2021, 20(06): 600-616.

[3] Zhu X D, Huang C, Shen Y H, et al. Downstaging and resection of initially unresectable hepatocellular carcinoma with tyrosine kinase inhibitor and anti-PD-1 antibody combinations[J]. Liver Cancer, 2021, 10(4): 320-329.

[4] Borhani A A, Catania R, Velichko Y S, et al. Radiomics of hepatocellular carcinoma: promising roles in patient selection, prediction, and assessment of treatment response[J]. Abdom Radiol (NY), 2021, 46(8): 3674-3685.

第九章
展　望

第一节 · 声动力治疗存在的问题及展望

一、概述

- 声动力治疗（sonodynamic therapy，SDT）是一种安全、无创、有效且适用范围广的疾病治疗方法，近年来，新型声敏剂的不断开发及其与多种疗法的联合应用，使得 SDT 诸多不足得以弥补，治疗效果也不断改善，因而有良好的临床应用前景。
- 目前其应用仍停留在实验探索阶段，其在人体内应用案例虽有少量报道，但仅限于乳腺癌、白血病、非小细胞肺癌及动脉粥样硬化等极少数疾病，且各临床研究病例数较少，对于大样本人群的有效性尚有待评价。
- 要实现 SDT 由实验探索向临床应用的全面转化，任重而道远。

二、临床应用转化

（一）声敏剂的结构功能优化及长期安全性评价

- SDT 所应用的声敏剂多来源于光敏剂，存在潜在的光毒性及稳定性不佳、水溶性差且生物利用度低等诸多不足，纳米材料的应用使得以上问题得以较好解决，但是，纳米材料的安全性及功能性仍是目前面临的重要问题。
- 尽管许多研究已经证实了纳米材料的短期生物相容性并分析了它们在实验动物体内的分布情况，但这些纳米材料长期应用的生物安全性及对机体潜在毒性仍不明确，尤其是生物降解性能较差的无机纳米材料在给药后可以在体内长时间滞留，仍需对其进行系统研究，观察其在体内的长期慢性毒性作用，并在前期研究基础上对声敏剂的结构和功能进行优化，进而制备出有良好 SDT 效果、高度靶向性、集疾病诊断治疗功能于一体、可实现针对特定治疗对象的个体化设计并且安全无毒的多功能声敏剂，从而达到高效精准治疗目的，为 SDT 的临床应用奠定基础。

（二）SDT 的具体作用机制有待进一步明确

- 要实现有效的 SDT，首先需要对其具体作用机制有完整透彻的认识，从而在其发挥作用的关键环节予以干预，有效提高治疗效果。

- 目前关于 SDT 的具体作用机制仍存在争议，虽然大多学者认为活性氧（ROS）介导的细胞损伤在 SDT 过程中发挥了核心作用，但是超声的热效应、机械效应及声孔效应等多种生物效应对于治疗效果的影响也不容忽视，目前对于 SDT 过程中各种机制之间的相互作用以及它们各自发挥作用的分子机制仍缺乏系统认识。因此，对 SDT 具体作用机制研究仍是未来需要关注的重点。

（三）声动力治疗装置的改进

- SDT 的实施有赖于有效且安全的超声辐照以激发空化效应，不难发现，在既往的研究中，不同研究者使用的超声设备各不相同，相同治疗方案疗效常常差异较大。因此，为了获得更稳定可靠的结果并促进其在科学研究和临床实践中的应用，有必要设计和开发专门用于 SDT 的设备和仪器。

- 以往研究所采用的超声治疗仪多为临床应用的超声理疗仪，虽然超声强度可调、有数个不同频率探头可选。但是，该类治疗仪应用于 SDT 时存在较多问题：
  - 对于某一特定频率的探头，其最大声强区为一固定平面，治疗焦点不可调节，而在实际应用时，人体内病灶形态、位置、深度等各有不同，依靠变换探头频率及超声强度等参数远远无法满足实际需求。
  - 垂直入射的超声波也会对机体正常组织造成不同程度损伤。
  - 目前 SDT 抗肿瘤治疗采用的多为动物皮下种植瘤模型，治疗时病灶位置表浅，单纯依靠肉眼观察或触摸便可明确瘤体位置，超声辐照目标明确，而在临床实践中，绝大部分肿瘤依靠视诊或触诊无法定位，需依赖于其他影像学手段予以明确位置。
  - 现有的 SDT 方案中超声治疗系统与超声成像系统相互分离，操作者依赖性强，治疗容易偏靶或脱靶，影响治疗效果的同时还造成正常组织损伤。

- 因此，为切合临床实际，需要研制出专用的声动力治疗仪，该仪器需将超声成像、病灶定位及引导、声束聚焦及超声治疗等多种功能融为一体，方能实现诊疗一体的有效声动力治疗。

三、治疗参数设置

- 以往研究对于 SDT 参数设置缺乏统一标准，超声强度、探头频率、辐照方式及辐照时间等均各不相同，实验结果也差异巨大。

- 此外，这些治疗参数均基于体外实验或小动物实验研究结果，而当 SDT 在人体内应用时，所面对的情况将更为复杂，病灶位置及深度、患者体型、超声波在传播路径上的衰减及各种因素的干扰都会影响到达靶区的超声强度。

- 因此，在实现 SDT 向临床转化的过程中，对于 SDT 的各种参数设置仍需进行更加深入的探索，期望能够制定出一套普适性的参数设置方案，使治疗过程有据可依，并逐渐走向规范化（图 9-1）。

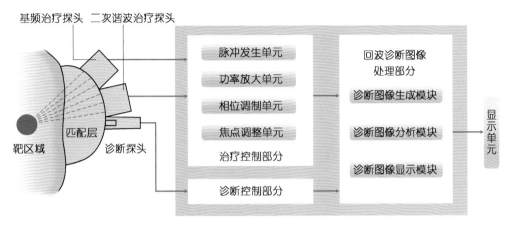

图 9-1　理想的 SDT 诊疗一体设备

（段友容　董怡　王文平）

第二节 · 载药超声造影剂的前景展望

医学成像是癌症治疗的关键组成部分。超声成像具有低成本、无辐射的特点，是检测恶性肿瘤的常见方式。随着个性化癌症治疗的日益普及，以及对更先进成像技术的需求增长，载药超声造影剂的研发逐渐引起人们的重视。

开发成像和治疗剂的最终目的是识别和克服疾病。这些制剂旨在提高诊断敏感性和特异性，通过引入图像引导的多模式方式提升治疗功效。超声波能以无创的形式到达机体组织内，并具有良好的聚焦性和穿透性，因此超声可作为定时、定点的刺激因子，联合药物递送系统用于肿瘤诊断和治疗。微泡是研究最多的用于成像和治疗的超声造影剂，然而考虑到要使微泡携带的功能制剂能被递送至肿瘤组织中，需要破坏微泡以提供进入肿瘤的途径。常规微米尺寸的超声造影剂（UCA）呈现出强的回波信号，但在体内回声持久性差、半衰期短，由于粒径大容易被网状内皮系统捕获聚集在肝、肺和脾中。载药超声造影剂通过静脉注射全身循环，决定药物药代动力学行为的众多因素之一是其粒径大小。由于已知的高渗透长滞留（enhanced permeability and retention，EPR）效应，纳米级药物载体能够从血管系统渗出到周围的肿瘤组织，而微米级的药物载体限制了其在肿瘤部位聚集。目前，越来越多的研究人员已将目光转向纳米级的超声造影剂用于肿瘤成像和治疗的研发上。

传统的纳米级超声造影剂是以液体（纳米液滴）或气体（纳米气泡）的形式包载惰性气体。通过将纳米造影剂与多用途制剂相结合用于多功能成像和治疗。纳米气泡和纳米液滴装载siRNA 及化疗药物等治疗剂的研究已有大量报道。

Kim 等制备了一种可用于超声成像和癌症治疗的载多柔比星（阿霉素）DOX 纳米粒。这种纳米粒的内核由可水解的碳酸酯共聚物 Poly（CBL-PO）组成，外壳由普朗尼克 F68 组成。静脉注射后，纳米粒首先利用 EPR 效应浓集于肿瘤部位，随后碳酸酯共聚物水解产生大量 CO_2，使纳米粒变成微米级气泡，确保实现超声介导的实时成像和定时、定位药物递释。

Stride 团队合成了一种新型的蛋白质（HSA）－聚合物（PEG）涂层的全氟戊烷（perfluoropentane，PFP）纳米液滴，可用于肿瘤的超声成像和治疗。实验证实，包载紫杉醇的 PFP 纳米液滴可在体温条件下稳定保存 10 天以上，并且对超声波刺激能够高度响应，超声刺激下包载的紫杉醇迅速释放且细胞摄取增加。与一般的表面活性剂涂层的纳米液滴相比，蛋白质－聚合物 PFP 纳米液滴在体内长循环过程中始终保持良好的稳定性。Stride 等还在纳米液滴中加入氧化铁纳米晶体（IONC），同时改善了磁响应性和气泡转化效率。

孙颖、段友容团队成功构建了具有长循环特性和肿瘤靶向特性的谷胱甘肽（GSH）敏感型和超声响应型的短肽 RGD 修饰且包载铂药的多功能纳米相变超声造影剂 [Pt(Ⅳ) NP-cRGD]，用于卵巢癌的精准诊疗。超声联合 Pt(Ⅳ) NP-cRGD 具有良好的体内外超声显像效率，同时具有极好的体内外抗肿瘤效率，其抗肿瘤作用机制与活性氧水平升高引起线粒体介导的细胞凋亡相关（图 9-2）。在此基础上，他们团队又将研究扩展到了双模态造影剂的研制上，构建了具有靶向性的共载 Pt(Ⅳ)/siRNA 纳米超声－磁共振双模态造影剂（NPs-cRGD），用于通过双模态成像

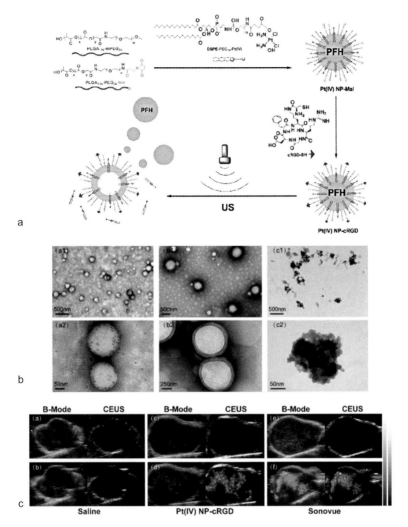

图 9-2　Pt(Ⅳ) NP-cRGD

a. Pt(Ⅳ) NP-cRGD 的合成示意图；b. 超声前（a1、a2）、超声 10 s（b1、b2）及超声 60 s（c1、c2）后
Pt(Ⅳ) NP-cRGD 的透射电镜图；c. 注射生理盐水、Pt(Ⅳ) NP-cRGD（1.5 mg/mL）和 Sonovue（SF6=8 μL/mL）
后肿瘤部位的超声图像，第一行为注射前肿瘤的超声图像，第二行为注射后肿瘤的超声图像

和克服顺铂耐药性来监测治疗效果（图 9-3）。NPs-cRGD 具有安全性高、药物／基因缓释、高
效荷载及保护基因、储存及血清稳定性良好的特性，并且具有良好的体内外超声和核磁显像作
用。研究结果表明，在超声作用下 NPs-cRGD 通过多种机制促进耐药卵巢癌细胞的凋亡，包括
增加细胞药物蓄积，通过 siBIRC5 逆转抗凋亡作用以及提高 ROS 水平。在荷瘤裸鼠模型中，超
声辅助 NPs-cRGD 表现出优异的肿瘤靶向性、高效的肿瘤抑制作用和低的全身毒性。

　　Yin 等开发了载有 siRNA 的聚合物纳米气泡。携载 siRNA 靶向抗凋亡基因 sirtuin2，并评
估了纳米气泡在小鼠神经胶质瘤异种移植模型中的治疗效果。载有 siRNA 的纳米气泡在超声作
用下可有效降低肿瘤生长并延长小鼠存活期。但是，未经超声处理的载 siRNA 纳米气泡对肿瘤
生长无影响，这表明超声处理引起纳米气泡空化，从而增强血管和细胞膜通透性，促进 siRNA
输送到癌细胞并提高 siRNA 的转染效率。在随后的研究中，Yin 等将紫杉醇与靶向 BCL-2 基因

的 siRNA 共载制备纳米气泡，用于药物／基因联合治疗肿瘤。他们评估了纳米气泡在小鼠肝细胞癌异种移植模型中的治疗效果，证明了两种治疗剂均已加载到纳米气泡中。后续研究又在纳米气泡中包载了其他治疗药物，例如索拉非尼、多柔比星（阿霉素）、siRNA 和 DNA。

载药超声造影剂在肿瘤的临床诊断和治疗中具有巨大的潜力，可以显著地改善药物治疗的效果、提高肿瘤患者的生存质量。随着肿瘤治疗的迫切需要和超声仪器的快速发展，将会出现更多类型的纳米靶向超声造影剂。虽然上述纳米靶向超声造影剂尚处于实验阶段，和临床仍有一定的距离，但是通过研究者的不断努力与钻研，载药超声造影剂将成为一种安全、高效、无创的肿瘤诊断和治疗的新方法。

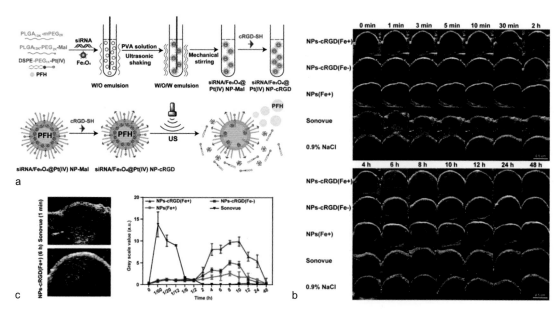

图 9-3　共载 Pt（IV）/siRNA 纳米超声－磁共振双模态造影剂

a. 双模态造影剂合成示意图；b. 体内超声造影定性分析；c. NPs-cRGD（Fe$^+$）和 SonoVue 组中超声成像效果最佳的放大图，体内超声造影定量分析

（段友容　董怡　孙颖）

参考文献

[1] Chertok B, Langer R, Anderson D G. Spatial control of gene expression by nanocarriers using heparin masking and ultrasound-targeted microbubble destruction[J]. ACS Nano, 2016, 10(8): 7267-7278.

[2] Min H S, Son S, You D G, et al. Chemical gas-generating nanoparticles for tumor-targeted ultrasound imaging and ultrasound-triggered drug delivery[J]. Biomaterials, 2016, 108: 57-70.

[3] Lee J Y, Carugo D, Crake C, et al. Nanoparticle-loaded protein-polymer nanodroplets for improved stability and conversion efficiency in ultrasound imaging and drug delivery[J]. Adv Mater, 2015, 27(37): 5484-5492.

[4] Huang H, Dong Y, Zhang Y, et al. GSH-sensitive Pt(IV) prodrug-loaded phase-transitional nanoparticles with a hybrid lipid-polymer shell for precise theranostics against ovarian cancer[J]. Theranostics, 2019, 9(4): 1047-1065.

[5] Zhang Y, Huang H, Fu H, et al. Dual-mode US/MRI nanoparticles delivering siRNA and Pt(IV) for ovarian cancer treatment[J]. RSC Advances, 2019, 9(57): 33302-33309.

[6] Zhang Y, Dong Y, Fu H, et al. Multifunctional tumor-targeted PLGA nanoparticles delivering Pt(IV)/siBIRC5 for US/MRI imaging and overcoming ovarian cancer resistance[J]. Biomaterials, 2021, 269: 120478.

致 谢

本书的撰写和出版，获得以下基金资助，在此一并致谢。

1. 上海申康促进市级医院临床技能与临床创新能力三年行动计划重大项目（SHDC2020CR4060，SHDC2020CR1031B）

2. 上海市临床重点专科项目（shslczdzk03501）

3. 国家自然科学基金面上项目（82071942）

4. 上海市浦江人才计划（D 类）（2020PJD008）